SPL-COLL
649 VILOCA
Viloca, Llucia.
El nino autista :
deteccion, evolucion y
tratamiento

INFANCIA Y DESARROLLO ESPECIAL

Dodge City Public Library
1001 N. Second Ave., Dodge City, KS

D1474063

INFANCIA Y DESARROLLO ESPECIAL

El niño autista

Detección, evolución y tratamiento

Llúcia Viloca

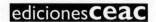

ediciones**ceac**

Es una publicación de:

grupo editorial ceac

Diseño de cubierta: Valerio Viano

© Llúcia Viloca Novellas, 2002
© Grupo Editorial Ceac, S.A., 2003
Paseo Manuel Girona, 71 bajos - 08034 Barcelona (España)
Ediciones Ceac es marca registrada por Grupo Editorial Ceac, S.A.
www.editorialceac.com
info@ceacedit.com

Queda rigurosamente prohibida, sin la autorización escrita de los titulares del copyright,
bajo las sanciones establecidas en las leyes, la reproducción total o parcial de esta obra
por cualquier medio o procedimiento, incluidos la reprografía y el tratamiento
informático, así como la distribución de ejemplares mediante alquiler o
préstamo públicos.

ISBN: 84-329-9530-4
Depósito legal: B-23.636-2005
Impreso en España por T.G. Soler

Para Anna, Mireia, Daniel y mis padres

Contenido

Introducción

El autismo infantil fue descrito por L. Kanner en 1943, y desde entonces se está investigando en dos vertientes: la terapéutica y la etiológica. Por otro lado, la vertiente preventiva va adquiriendo cada vez más importancia, pues se ha comprobado que una detección precoz de los primeros síntomas organizadores del síndrome autístico facilita la intervención terapéutica en su inicio y se puede conseguir que no evolucione; de esta manera, en el niño afectado se reorganiza su funcionamiento mental de forma distinta y más sana, posibilitando un desarrollo de su personalidad con características no autísticas.

Me agradó la idea de Isabel Martí, directora editorial del Grupo Editorial CEAC, sobre la necesidad de un libro de autismo dirigido a las personas que están a diario en contacto con los niños. Me ha complacido escribirlo y le agradezco la sugerencia.

Se trata de un libro pensado para que resulte asequible y útil a todas aquellas personas que trabajan con niños pequeños, en distintos ambientes: guarderías, escuelas, *esplais*, ludotecas, centros de pediatría y puericultura; enfermeras pediátricas y profesionales del campo de la pediatría, psicología y psiquiatría infantil, pues todas ellas están situadas en lugares clave para poder contribuir a una detección precoz. Es difícil que el pediatra, en una visita, perciba los síntomas iniciales. Se requiere estar observando un rato la vida relacional del niño con su entorno para poder distinguir las conductas autísticas. Sí que puede hacerlo la enfermera pediátrica que observa la conducta del niño, tanto desde la sala de espera, como en el momento de desnudarlo o durante la consulta. Y, sin duda, en el lugar donde más se detecta el autismo es en la guardería y en la escuela.

Al tener como objetivo principal lo dicho en el párrafo anterior, he intentado dar una visión amplia del autismo e integrar los aspectos que me parecen más valiosos de las distintas concepciones teóricas: la psicoanalítica, la cognitivista-conductual y la neurológica.

Después de muchos años de trabajar con niños autistas, en el Centro Carrilet y en tratamientos psicoterapéuticos y psicoanalíticos, con una formación de base de neuropediatría, psiquiatría infantil y psicoanalítica (de la Sociedad Española de Psicoanálisis y IPA), creo que tenemos mucho todavía por descubrir sobre el autismo infantil, y aunque se ha avanzado bastante en el tratamiento, nos falta camino por recorrer y, hoy por hoy, yo diría que se trata de un trastorno psicobiológico.

Mi trabajo día a día en este campo me ha enseñado que para ayudar al niño afectado de autismo y a su familia es necesario un entorno terapéutico adecuado para la comprensión del funcionamiento mental del niño y de sus necesidades. Esto pide una coordinación e integración en un objetivo común, el tratamiento del niño autista, de todas las personas que tratan con él. En este libro intento transmitir esta idea y dar unos recursos a los maestros, educadores y otros profesionales que permitan conocer las características y necesidades de estos niños. Compartir con los otros profesionales y familia el sufrimiento, el esfuerzo y la esperanza de encontrar todos juntos unas brechas que nos abran paso a la comunicación y relación dentro de ese núcleo encapsulado y cerrado en sí mismo que, aparentemente, el niño autista mantiene duramente.

Me gustaría que este libro llegara a muchas personas y que todos pudiéramos contribuir en la difícil y desafiante tarea de alcanzar más humanidad y alivio del dolor psíquico en las relaciones con los niños que sufren autismo y sus familias.

Al escribir este libro he recordado a varias personas que me han enseñado mucho y con las que he compartido experiencias que me han permitido expresarlas en este libro. Algunas de estas personalidades como J. Corominas ya las cito a lo largo de los capítulos. Otras, N. Abelló de Bofill, D. Cid, J. Manzano, D. M. R. Martínez Sierra, F. Palacios, I. Oromí y P. Ortiz, las menciono con gratitud por su ayuda ya sea en el campo del autismo como en el contacto diario y psicopedagógico en la escuela.

También agradezco la colaboración de A. García, en la organización y realización de los esquemas y su diseño, y a L. Busquets en la transcripción.

Quiero subrayar el hecho de que este libro lo he escrito gracias al trabajo compartido con mis compañeros en el Centro Carrilet, a lo largo de los 28 años de funcionamiento. Agradezco el esfuerzo de aquellos que lo fundamos: O. Burgos, J. M.ª Costa, A. Gibert, D. Llorens, C. Marzo, J. Pich, C. Sala, P. Sarrias y C. Serres.

Y también la colaboración en la redacción de capítulos concretos a:

V. Subirana. Por haberme permitido la transcripción de su artículo «El lenguaje en el niño autista», *Estudios sobre Psicosis y Retardo mental,* vol. 3, AMERPI. México D.C. 1998 para la redacción del capítulo 3 y por las sensibles sugerencias en diversos capítulos, e intervención en la psicoterapia de grupo.

B. Alcacer. Que ha aportado muchas de sus valiosas ideas, fruto de su larga experiencia en el contacto psicológico y psicopedagógico con niños autistas, para la redacción de los capítulos 1, 2, 4 y 5.

J. Blecua. Por aportar las orientaciones para el diagnóstico publicadas en el capítulo 8, y por facilitarme el directorio.

P. Avilés y E. Viudes. Por colaborar en el capítulo 4 con aportación de material clínico. E. Saez y R. M.ª Vicente. Por colaborar en los capítulos 4 y 6 con aportación de material clínico y aportaciones sobre el tratamiento institucional. S. Gónzalez, E. Sánchez y M. Recio. Por la colaboración en la redacción, en el capítulo 6 de los puntos A, B y C respectivamente. A. Angel. Por sus aportaciones sobre psicomotricidad.

Y también al resto de las personas del equipo C. Balgañón, O. Cortada, D. Delgado, J. Chamorro, A. Morral, A. Pastor, O. Sanchís, P. Sánchez y colaboradores. Por sus aportaciones en el trabajo que hemos compartido con niños autistas o con núcleos autistas.

Mi gratitud a los niños, familiares y a todas aquellas personas que me han permitido escribir este libro y profundizar en el conocimiento del autismo infantil.

1

Definición del autismo

¿Qué es el autismo?

El autismo infantil es un trastorno de la intercomunicación y de la interrelación que se crea en los treinta primeros meses de la vida y que da lugar a un deterioro del desarrollo emocional y cognitivo.

Las características esenciales del trastorno autista son la presencia de un desarrollo marcadamente anormal o deficiente de la interacción y comunicación sociales, con falta de respuesta a las personas y un repertorio sumamente restringido de actividades e intereses.

Los niños autistas presentan una forma especial de conducta con las cosas y las personas. Viven en su propio mundo lleno de sensaciones que ellos mismos se autoestimulan, provocándolas con sus movimientos estereotipados o buscando encontrarlas en los objetos o en el contacto con las personas. De tal manera que la reproducción permanente o casi permanente de sus autosensaciones o lo que se denomina *autosensorialidad* (Tustin, Corominas) les produce una falsa seguridad (Tustin, Viloca). El niño autista tiene una apariencia de autosuficiencia. Las relaciones con las personas son muy particulares: no les dirige ninguna mirada de interés; pasa por su lado sin establecer comunicación alguna y cuando la establece es fragmentaria y sensorial, sin reconocimiento del otro como persona. Las personas le interesan de igual modo que le pueden interesar los objetos, es decir, para encontrar en ellos unas sensaciones que le evaden en un mundo sin dolor, sin conciencia de sí mismos ni del mundo que los rodea.

El anclaje en sus propias sensaciones no les permite establecer unas relaciones emocionales interpersonales adecuadas, lo cual les impide desarrollar normalmente la etapa sensoriomotor, descrita por Piaget, y las sucesivas etapas que les permitirían acceder a la representación mental del objeto ausente y por lo tanto a la simbolización. Por eso no pueden realizar un juego simbólico ni desarrollar el lenguaje de una manera adecuada.

En estos niños hay una falta de intencionalidad y de sentido en sus acciones, a la vez que no tienen una capacidad de empatizar en el sentir del otro. Es decir, no se pueden imaginar a las personas que los rodean como seres humanos con una mente llena de experiencias y emociones, capaces de poder ser influidas por las acciones de ellos y por consiguiente con una reciprocidad relacional. No han adquirido el nivel de intersubjetividad que un niño de 6 a 12 meses presenta cuando señala un objeto y espera que la madre se fije en él y lo denomine, o cuando hace una acción y se gira esperando encontrar a la madre pendiente de lo que él hace. En el desarrollo normal, el paso siguiente es el acceso a la capacidad de compartir una acción y de disfrutar de «hacer algo con», cosa que ellos no tienen, ni tampoco pueden esperar que la madre u otra persona sienta y pueda compartir las emociones que ellos experimentan. Aunque en realidad ellos tampoco son conscientes de las emociones que viven, y sobreviven en un estado de indiferenciación donde no existen las diferencias entre ellos y lo que los rodea. No tienen conciencia de lo que les gusta o no les agrada, ni de sí mismos ni de los demás. Pueden separarse de su madre e irse con cualquiera como si no les afectase la separación, sin embargo necesitan percibir los objetos y las cosas siempre en el mismo orden y colocación. Un pequeño cambio los trastorna y los angustia mucho, de tal manera que el consuelo de sus padres no los contiene ni los consuela. Es como si lo que les diese seguridad fuera la invariancia de las situaciones físicas del entorno, de las secuencias de las acciones cotidianas, de los ritmos de tiempo, que llevan implícitos la construcción de nociones de la realidad como, por ejemplo, tiempo, espacio y causa-efecto.

El autismo infantil temprano, descrito y diferenciado por Leo Kanner (1943) de los trastornos de deficiencia mental –pues se trata de niños con un buen potencial intelectual–, según las estadísticas afecta de 4 a 5 niños por cada 10.000. Es mucho más frecuente en niños que en niñas. Sin embargo bajo la denominación *espectro autista* se cobijan también otras alteraciones del desarrollo similares pasando entonces a considerarse que el porcentaje es de 10 por 10.000 niños.

Como se describe en el capítulo 5, existen niños no afectados de autismo pero que su personalidad se ha construido sobre una base con características similares. Estos niños presentan unos rasgos que de alguna manera se asemejan a las peculiaridades descritas en los niños autistas. Es importante detectarlos para prevenir la aparición de una patología psiquiátrica en la niñez avanzada, en la adolescencia o en la edad adulta.

¿Cómo detectar a un niño autista?

La observación de un niño autista resulta tan impactante que nos enseña cómo lo podemos detectar.

Se trata de un niño, al cual llamaremos Bruno, que conocí cuando tenía tres años y diez meses. Las primeras informaciones las tuve por una llamada telefónica de la madre que, con voz ansiosa y temblorosa, me describió un niño que tenía un retraso del crecimiento físico y psíquico. No hablaba, rehuía el contacto con las personas y los movimientos rotatorios le atraían mucho.

Entrevista diagnóstica

Al abrir la puerta de mi despacho, el niño entró rápidamente sin mirarme y recorrió con paso acelerado el pasillo, mientras que con el dedo índice iba señalando la pared, pero sin tocarla, como si trazara una línea. Y lo mismo siguió haciendo, durante un rato, una vez hubo entrado en el despacho hasta que finalmente se sentó en el suelo, al lado del sofá, donde se hallaba aposentado su padre. Entonces inició un ligero balanceo anteposterior del tórax, con la mirada ensimismada en los movimientos estereotipados que hacía con los dedos de la mano izquierda colocados delante del rostro. Durante toda la entrevista permaneció en este estado, salvo el momento en que el padre me mostró el regocijo del niño al lanzarlo bruscamente hacia arriba al aire y luego recogerlo en sus brazos. Después de esto, Bruno se sentó en el regazo del padre, de espaldas a éste, sin apoyarse en él, rechazó el recogimiento que el padre le ofreció con sus brazos, y se sumergió otra vez en sus habituales movimientos rítmicos, como antes había hecho sentado en el suelo.

Me impresionó el dolor con que la madre me expresó su miedo de haber dañado a su hijo y la intensidad con que me pedía ayuda para reparar el daño que sentía que sufría su hijo.

El padre racionalizó las dificultades de Bruno. Con afecto cogió a Bruno, para enseñarme cómo gozaba al ser lanzado al aire. Comprendí que la racionalización de las dificultades escondía en él un profundo dolor: el de que su hijo podía gozar y crecer pero no se atrevía a hacerlo.

Los padres me mostraron el afecto que sentían por el niño, su sufrimiento y ansias de salirse del dramatismo en que vivían. Pensé que serían unos padres colaboradores, como posteriormente ha quedado demostrado, lo que me estimuló a tratarlo.

Anamnesis

Es el quinto hijo de un matrimonio unido, de nivel socioeconómico y cultural bajo. No hubieron dificultades en el embarazo ni en el parto.

La madre disfrutó mucho de la relación con Bruno durante los dos primeros meses, pero a partir del tercer mes sufrió serias dificultades ocasionadas por diversas pérdidas, entre ellas el fallecimiento de un hermano de Bruno cuando él tenía unos tres meses. Con relación a una de estas pérdidas, tres meses más tarde, los padres tuvieron que realizar un viaje que los alejó durante ocho días del niño, el cual quedó al cuidado de un familiar. Éste manifestó que durante la ausencia de sus padres, Bruno se negó a salir de su dormitorio. Es decir, cuando lo sacaba de la habitación lloraba mucho.

Fue alimentado con biberón, sin dificultades, hasta los tres o cuatro meses, que dejó de succionar y rechazó el chupete.

Alrededor de los seis meses, según los padres, empezó a ser un niño especial: era muy poco risueño, no lloraba a pesar de tener un eritema del pañal ulcerado, no manifestaba sus deseos ni requería la atención de la madre, que lo alimentó siguiendo puntualmente un horario. Sentado en el parque miraba fijamente y de forma peculiar a un punto negro de la cortina. Manipulaba los objetos de manera extraña; parece que se trataba más de una estereotipia que del manejo de objetos con un interés funcional o exploratorio. Balanceaba el tronco; y le atraían los objetos redondos y los movimientos rotatorios.

La ausencia del lenguaje, hacia el año, inquietó enormemente a la madre, y pensó que no era sordo porque le gustaba mucho la música.

Bruno presentó grandes dificultades alimentarias a partir de la ingestión de sólidos; no sólo no masticaba sino que tampoco deglutía normalmente. Un día la madre, para facilitarle la ingestión, le colocó entre los molares un trocito de tortilla, y al día siguiente lo encontró en el mismo lugar. También presentaba trastornos importantes en la defecación: sus heces después de muchos días de retención salían sin mediar ningún esfuerzo de expulsión. Su temperatura corporal era siempre la misma, hipotérmica e insensible a la temperatura ambiental. Tenía tendencia a colocarse en rincones oscuros, abstraído en sus estereotipias. Si no se lo tocaba parecía «no existir niño»; si se intentaba alejarlo de su retraimiento, gritaba con pánico, lo que impedía casi sacarlo de casa.

En el primer contacto que tuve con Bruno me llamó la atención su predominante tendencia a fijarse en determinadas percepciones visuales, como si sólo existiera lo percibido por él. Era un niño encantador que iba cuidadosamente vestido, se desplazaba con elegancia, y se movía de tal forma que parecía como si en él estuviera el principio y el fin de la existencia.

Primera entrevista exploratoria del niño

Bruno se separó fácilmente de la madre, no se dirigió hacia mí sino que recorrió el despacho, absorto en las mismas percepciones que el primer día. Se sentó en el mismo sitio y repitió el mismo comportamiento. Yo intenté relacionarme con él mediante una muñeca pero Bruno permaneció encerrado en sí mismo. Tuve la sensación de no existir para él, y sentí que se establecía un profundo vacío entre los dos, que quise llenar con algo que diera significado a nuestro encuentro. Le recordé la visita con sus padres, le dije que quizá se acordaba pues se había sentado en el mismo lugar. Le expliqué por qué estaba conmigo; le hablé de su miedo a mirarme, tocarme y darse cuenta que yo estaba a su lado. No me atreví a tocarlo por miedo a irritarle. Mis palabras parecían perderse en el vacío; me sentí tan defraudada que dejé de persistir en mis intentos de relación. Entonces, cuando perdí interés por el niño, Bruno me miró fugazmente; me pareció que su huidiza mirada expresaba un deseo de retenerme, cuando hubiera podido empezar a perderme. Ahora, con una cierta distancia, pienso que, probablemente, se sintió comprendido y contenido por mi contacto verbal, lo que le permitió mirarme, pero no pudo retener con sus ojos mi imagen, como tampoco podía masticar con sus dientes, ni tan sólo rozar con sus labios un objeto externo, porque hacerlo hubiera supuesto disponerse a aceptar la existencia de algo diferente a su autosensorialidad.

Este niño presenta las características del autismo descritas por L. Kanner. Sin embargo, existe otro tipo de niños que son menos retraídos, pueden

19

tener un lenguaje bastante elaborado –aunque peculiar– y su desarrollo en general no está tan afectado. Hoy en día se considera que estos niños padecen el *síndrome de Asperger* o bien *otras formas de autismo*.

Leo Kanner en 1943 describió las características del autismo infantil. Asperger en 1944 publicó unos casos de niños afectados por una «psicopatía autista», cuyas características diferían de las descritas por Kanner, en el sentido de que eran niños con una habilidad lingüística, una cierta patosidad motriz y con un aparente pensamiento abstracto. Actualmente las escalas diagnósticas evalúan siguiendo los ítems publicados por ellos.

Relación con los Criterios Diagnósticos de Investigación de la CIE-10

El DSM-IV y la CIE-10 proponen ciertos criterios y códigos diagnósticos prácticamente iguales (véanse esquemas 1 y 2). En la CIE-10, este trastorno viene recogido con el nombre de *autismo infantil de Kanner*.

Autismo infantil de Kanner

CRITERIOS PARA EL DIAGNÓSTICO DE F84.0 TRASTORNO AUTISTA [299.00]

A. Un total de 6 (o más) ítems de (1), (2) y (3), con por lo menos dos de (1), y uno de (2) y de (3):

1. Alteración cualitativa de la interacción social, manifestada al menos por dos de las siguientes características:

   a) importante alteración del uso de múltiples comportamientos no verbales, como son contacto ocular, expresión facial, posturas corporales y gestos reguladores de la interacción social;
   b) incapacidad para desarrollar relaciones con compañeros adecuadas al nivel de desarrollo;

Esquema 1: Criterios para el diagnóstico de F84.0 Trastorno autista [299.00], *DSM- IV Manual diagnóstico y estadístico de los trastornos mentales*, Masson, 1995.

CRITERIOS PARA EL DIAGNÓSTICO DE F84.0 TRASTORNO AUTISTA [299.00]

...

    c) ausencia de la tendencia espontánea para compartir con otras personas disfrutes, intereses y objetivos (p. ej., no mostrar, traer o señalar objetos de interés);

    d) falta de reciprocidad social o emocional.

2. Alteración cualitativa de la comunicación manifestada al menos por dos de las siguientes características:

    a) retraso o ausencia total del desarrollo del lenguaje oral (no acompañado de intentos para compensarlo mediante modos alternativos de comunicación tales como gestos o mímica);

    b) en sujetos con un habla adecuada, alteración importante de la capacidad para iniciar o mantener una conversación con otros;

    c) utilización estereotipada y repetitiva del lenguaje o lenguaje idiosincrásico;

    d) ausencia del juego realista espontáneo, variado, o de juego imitativo social propio del nivel de desarrollo.

3. Patrones de comportamiento, intereses y actividades restringidos, repetitivos y estereotipados, manifestados por lo menos mediante una de las siguientes características:

    a) preocupación absorbente por uno o más patrones estereotipados y restrictivos de interés que resulta normal, sea en su intensidad, sea en su objetivo;

    b) adhesión aparentemente inflexible a rutinas o rituales específicos, no funcionales;

    c) manierismos motores estereotipados y repetitivos (p. ej., sacudir o girar las manos o dedos, o movimientos complejos de todo el cuerpo);

    d) preocupación persistente por partes de objetos.

B. Retraso o funcionamiento anormal en por lo menos una de las siguientes áreas, que aparece antes de los 3 años de edad: (1) interacción social, (2) lenguaje utilizado en la comunicación social, (3) juego simbólico o imaginativo.

C. El trastorno no se explica mejor por la presencia de un trastorno de Rett o de un trastorno desintegrativo infantil.

(Continuación)

Síndrome de Asperger

**CRITERIOS PARA EL DIAGNÓSTICO DE F84.5
TRASTORNO DE ASPERGER [299.80]**

A. Alteración cualitativa de la interacción social, manifestada al menos por dos de las siguientes características:

1. Importante alteración del uso de múltiples comportamientos no verbales como contacto ocular, expresión facial, posturas corporales y gestos reguladores de la interacción social.
2. Incapacidad para desarrollar relaciones con compañeros apropiadas al nivel de desarrollo del sujeto.
3. Ausencia de la tendencia espontánea a compartir disfrutes, intereses y objetivos con otras personas (p. ej., no mostrar, traer o enseñar a otras personas objetos de interés).
4. Ausencia de reciprocidad social o emocional.

B. Patrones de comportamiento, intereses y actividades restrictivos, repetitivos y estereotipados, manifestados al menos por una de las siguientes características:

1. Preocupación absorbente por uno o más patrones de interés estereotipados y restrictivos que son anormales, sea por su intensidad, sea por su objetivo.
2. Adhesión aparentemente inflexible a rutinas o rituales específicos, no funcionales.
3. Manierismos motores estereotipados y repetitivos (p. ej., sacudir o girar manos o dedos, o movimientos complejos de todo el cuerpo).
4. Preocupación persistente por partes de objetos

C. El trastorno causa un deterioro clínicamente significativo de la actividad social, laboral y otras áreas importantes de la actividad del individuo.

D. No hay retraso general del lenguaje clínicamente significativo (p. ej., a los 2 años de edad utiliza palabras sencillas, a los 3 años de edad utiliza frases comunicativas).

Esquema 2: Criterios para el diagnóstico de F84.5 Trastorno de Asperger [299.80], *DSM-IV Manual diagnóstico y estadístico de los trastornos mentales*, Masson, 1995.

CRITERIOS PARA EL DIAGNÓSTICO DE F84.5
TRASTORNO DE ASPERGER [299.80]

...

E.   No hay retraso clínicamente significativo del desarrollo cognoscitivo ni del desarrollo de habilidades de autoayuda propias de la edad, comportamiento adaptativo (distinto de la interacción social) y curiosidad acerca del ambiente durante la infancia.

F.   No cumple los criterios de otro trastorno generalizado del desarrollo ni de esquizofrenia.

(Continuación)

Además de estos dos síndromes, el de Kanner y el de Asperger, hay más clasificaciones como las denominadas *otras formas de autismo* y el llamado *síndrome de Rett*, que es un trastorno neurológico que cursa con un deterioro motriz importante y crisis convulsivas. Tiene unas características genéticas bien diferenciadas que afectan al físico: la forma de la cara y la tendencia a hacer unas determinadas estereotipias con las manos. Actualmente, los distintos cuadros clínicos de características autísticas de diferentes grados son denominados por el DSM4 como *Trastorno generalizado del desarrollo*.

¿Cómo diferenciarlo de una deficiencia mental (retraso intelectual) o de un retraso de lenguaje?

La mirada de los niños autistas, aunque huidiza, transmite algo especial que los diferencia de los niños deficientes, los cuales presentan una mirada más apagada. A diferencia de los deficientes, los autistas no presentan un retraso psicomotor. Su motricidad es muy peculiar, pues a veces son capaces de hacer movimientos muy raros con una gran habilidad, pero en general andan y se mueven airosos.

Los niños con una deficiencia mental, en muchos casos, tienen unas facies que los diferencian notablemente, pero la relación interpersonal no está afectada. Es posible que no tengan un lenguaje claro, pero muestran muchas ganas de comunicarse con los otros, buscan el afecto de las personas que les rodean y piden ser ayudados. A los otros niños los aceptan y los imitan en la medida que su discapacidad se lo permite. Participan o quieren participar en los juegos de los otros niños y buscan la compañía y el cuidado de la maestra. El interés de la maestra en iniciar con ellos un juego funcional o simbólico los estimula a compartir el juego con ella. En los niños autistas esto no se da y más bien los estimula a retirarse o a iniciar actividades de autoestimulación.

Sin embargo, a veces resulta difícil distinguir entre una deficiencia mental y un autismo, porque hay muchos niños con un trastorno intelectual o sensorial, de vista o de oído, cuya personalidad se ha desarrollado de forma autística.

Y también puede ocurrir que se organice un autismo tan precozmente que la misma desconexión afecte de tal manera que llegue a provocar un deterioro intelectual muy precoz, de tal modo que a la edad escolar el niño sea un autista deficiente.

Muy a menudo en preescolar, hay niños con ciertas dificultades de lenguaje que tienen unas características similares, aunque atenuadas, a los niños autistas (véase esquema 3). Estos niños requieren una especial atención, tal y como se describe en el capítulo 5. El deseo de comunicación y de interrelación, junto con un adecuado nivel de intersubjetividad y de juego simbólico, aunque este último puede ser pobre, que muestran los niños con retraso de lenguaje los diferencia claramente de los niños autistas.

Etiología

Leo Kanner apuntó dos ideas en cuanto a la etiología. Por una parte habló de un aspecto constitucional y por otra parte enfatizó otro ambiental al decir que los padres de estos niños solían ser intelectuales, nivel socioeconómico elevado, de carácter obsesivo y temperamento poco afectivo, más bien frío. Esto último provocó que se hiciera responsables a los padres del desarrollo de esta patología. Actualmente, en la medida que la psiquiatría y psicología infantil se han ido desarrollando, se ha podido desmentir que el nivel intelectual, social y económico influya, y lo mismo respecto al carácter de los padres, pues las estructuras de carácter de los padres son muy variadas.

Patología	Características
Retraso de lenguaje	1. Retraso adquisición lenguaje. 2. Interrelación normal: adultos y niños. A veces un poco retraídos. Imitan. 3. El niño pide ayuda y espera recibir contacto. 4. Juego simbólico adquirido aunque pobre. El inicio del juego de la madre o maestra los estimula a jugar.
Deficiencia mental o retraso intelectual	5. Retraso del lenguaje. 6. Retraso e inmadurez del desarrollo psicomotor. 7. Interrelación normal. Imitan. 8. Tiene en cuenta al otro, pide ayuda y espera la contención y el consuelo del adulto. 9. Discapacidades y alteraciones morfológicas y faciales. 10. Alteración de la manipulación de objetos por causas motoras. A veces estereotipias. 11. Mirada apagada. 12. Juego imitativo. Simbólico muy pobre. La iniciación del juego de la maestra o de la madre les estimula el interés por el juego.
Autismo	13. No desarrollo del lenguaje o lenguaje muy alterado. 14. Alteración de la interrelación: «Va a la suya». No tiene en cuenta la existencia de otros niños y adultos. 15. No manipula los objetos por su función. Movimientos estereotipados. 16. No juego funcional ni simbólico. 17. Mirada especial, pero huidiza.

Esquema 3: Distintas características de las diferentes patologías.

En el transcurso de los años la etiología del autismo ha sido, y todavía, es, en parte desconocida. Sin embargo, los dos aspectos señalados por L. Kanner han tenido sus adeptos. Los neurólogos y los psiquiatras organicistas junto con los conductistas y cognitivistas han mantenido firmemente la hipótesis constitucional y orgánica; por el contrario los psicoanalistas, sin negar el aspecto constitucional, han subrayado el factor psicológico interrelacional con el medio familiar.

En los últimos años las dos tendencias, la organicista y la psicológica, han tenido puntos de contacto. Ambas creen que se puede considerar un factor multigenético, es decir, que pueden intervenir varios aspectos genéticos. Los estudios de las neuroimágenes metabólicas (PET y SPECT) evidencian una disminución de las neuronas con funciones de conexión en el córtex principalmente del lóbulo frontal y afectación del tálamo (Muñoz). Esto quiere decir que hay una disminución de las neuronas que ayudan a conectar las vivencias sensoriales con las emocionales, con lo que no se llega a organizar un sentido de los actos y vivencias y da lugar a la dificultad de empatizar con las personas y de concienciar las propias acciones y emociones.

Desde la teoría psicoanalítica (Tustin, Corominas, Meltzer) se considera que estos niños, en el transcurso del primer año, han sufrido una alteración en la relación con la madre que no les ha permitido conectar las vivencias sensoriales con las emociones y tomar conciencia del sentido emocional de la interrelación con los padres. Esto les bloquea, como ya hemos dicho, el proceso de representación mental de las vivencias y emociones y por lo tanto del pensamiento. El hecho de enfatizar la alteración en las primeras relaciones emocionales con la madre no quiere decir que se culpe a la madre del trastorno autista. Los psicoanalistas coinciden con determinados neurobiólogos que consideran que las neuronas de conexión se desarrollan con las interrelaciones emocionales con el medio, sin negar una especial dificultad constitucional en estos niños.

A lo largo de muchos años de trabajar con niños afectados de autismo infantil con formación psicoanalítica y neuropediátrica pensamos que estos niños tienen algo constitucional, que hoy por hoy no sabemos exactamente qué es, pero que parece ir en el sentido descrito anteriormente, lo que, como dice P. Hobson, daría lugar a una dificultad de identificación con las personas. Aunque el trabajo realizado con niños autistas con nuestros colegas en el Centro Especial Carrilet y en los seminarios de clínica e investigación clínica con J. Corominas, así como las observaciones de lactantes normales y de niños autistas realizadas con N. Abelló de Bofill, nos han mostrado que en estos niños hay un fallo de conexiones muy primitivas entre las sensaciones alrededor de la boca, de la vista, del tacto y del oído con la vivencia de contacto emocional con la madre. Esto dificulta que estas conexiones primitivas primero experimentadas a un nivel físico se transformen en experiencias mentales y que, en consecuencia, los procesos de identificación, primero con la madre y luego con las demás personas, a nivel mental no tengan lugar. Debido a todo ello no pueden llegar a sentirse personas con una identidad propia, lo que los mantiene en un estado de indiferenciación con el mundo que les rodea (véase cap. 2, 2.1).

El fallo de conexiones primitivas es posible que venga determinado por un déficit de neuronas de conexión, pero también hemos visto que con un trabajo relacional psicoterapéutico en el que se ayuda a restablecer las conexiones entre las sensaciones corporales y el contacto emocional con la madre y otras personas, las neuronas de conexión se crean e incrementan, lo que hemos podido comprobar que produce cambios notables en las neuro-imágenes metabólicas SPECT. Esto nos reafirma en la idea de que no sólo debe influir el fallo constitucional del niño.

Probablemente a un niño con una constitución deficiente, tropiezos en la relación con la madre, que la mayoría de los bebés padecen ya sea por dificultades del niño o por dificultades de los padres (por ejemplo situaciones que provoquen un sentimiento depresivo en la familia o en la madre), le deben influir más que a otro niño y posiblemente la realización de conexiones sensorio-emocionales primitivas se altera notablemente. Un ejemplo de esto es la anamnesis de Bruno, el niño que hemos comentado al principio del capítulo. En definitiva podemos considerar que se trata de un trastorno psicobiológico.

En los últimos años se han investigado alteraciones en la asimilación del gluten y la caseína que daría lugar a un aumento de pépticos en sangre que a su vez incrementaría los opiáceos en los neurotransmisores neuronales, lo que favorecería la desconexión. Por ello se recomiendan dietas sin gluten, ni caseína. En nuestra opinión, estas dietas pueden tranquilizar a algunos niños autistas, pero no es un tratamiento fundamental.

Comprensión del funcionamiento mental del niño autista

Investigaciones de T. B. Brazelton, W. Bion y D. Stern nos han permitido conocer mejor el proceso cognitivo y relacional del bebé con un desarrollo normal. Actualmente sabemos que durante las dos primeras semanas, el bebé, a través del contacto sensorial y emocional con su madre,

establece en su cerebro unas conexiones entre los diferentes canales sensoriales: tacto, vista y oído. Esto permite que se organice una «primitiva
representación sensorial del objeto afectivo», es decir, en la mente del bebé
se organiza una «primitiva imagen sensorial de la madre». La conexión
entre los diferentes canales sensoriales permite que la experiencia vivida
por el bebé, a través del contacto sensorial de un canal, con un objeto sea
transmitida a los otros canales. El experimento siguiente de Meltzoff y Bor-
ton (1970) nos ilustra esto.

Este experimento se realizó con recién nacidos de pocos días usando
dos clases de chupetes: unos de superficie lisa y otros de superficie rugosa,
con protuberancias. A unos recién nacidos les pusieron una clase de chupete
en la boca para que los succionaran, sin verlos, y a los otros recién nacidos
les pusieron los de la otra clase. Los dejaron succionar un tiempo y repitie-
ron varias veces la misma operación. Después colocaron los chupetes
enfrente de los recién nacidos, de tal manera que éstos los podían ver, pero
no los succionaban. Se observó que la mirada de los bebes primero oscilaba
entre ambos, pero luego fijaban la atención, y la mantenían en la clase de
chupetes que habían succionado.

Los recién nacidos normales tienen una elevada tendencia a la integración y a la coordinación de las experiencias sensoriales y emocionales vividas en la relación con la madre. El niño autista, tal como dicen Tustin y
Corominas (psicoanalistas), vive en un estado de **no integración** de las sensaciones con las emociones surgidas en la interrelación con la madre. Esta
no integración, probablemente, influye en su **hipersensibilidad** frente a
determinados estímulos. Y además contribuye a alterar los procesos de
identificación con los cuidados de la madre y a no poder organizar en su
mente «una primitiva imagen de la madre». A su vez, esto les deja una sensación de vacío o catástrofe, en su interior, lo que contribuye a **disminuir-
les la tolerancia a la frustración y a la ansiedad**. Con todo ello lo que
ocurre es que el niño autista se siente impotente, muy desvalido, vacío, con
un riesgo desesperante de no existencia, de no ser nada. Se dice que vive
amenazado por el riesgo de experimentar **la ansiedad catastrófica** (la
ansiedad más primitiva del ser humano que corresponde a un pánico de
desaparecer en un vacío sin fin, de no existir).

En el desarrollo normal, los cuidados maternales protegen al bebé
frente al pánico provocado por la ansiedad catastrófica. El niño autista se
autoprotege de experimentarla a través de la autoestimulación de sus sensaciones, lo que le produce una descarga tensional, que lo tranquiliza y lo

contiene, aunque falsamente, fijándolo en un estado físico de no contacto emocional, donde no pueden surgir ni las emociones, ni las fantasías e imaginaciones que siempre van unidas a las emociones. Sólo siente que existe lo tangible y físicamente presente. Los recuerdos, las imaginaciones, las fantasías y los pensamientos son intangibles, por lo tanto en él están bloqueados y la vida mental no puede desarrollarse adecuadamente (véase alteración del juego en el capítulo 2 y alteración del proceso simbólico en los capítulos 3 y 4).

El bebé, normalmente, adquiere la seguridad a partir de la relación con la madre. En los primeros meses, el bebé percibe el contacto con su madre a través de las sensaciones corporales que experimenta en la interrelación con ella. El bebé que llora desconsoladamente, desesperado, irritado, porque tiene la sensación de hambre y busca con la boca abierta sin encontrar el pezón o el biberón, nos puede recordar al niño autista cuando pierde el objeto que le facilita la autosensorialidad o la autoestimulación sensorial (objeto autista, cap. 2) y entra en un estado de pánico. Pero el bebé normal al ser cogido en brazos, con ternura, por su madre que le habla suave y dulcemente, y lo sostiene con flexibilidad y suavidad, siente en su cuerpo la calma y suavidad que le llega por el tacto corporal, por el oído con la melodía de la voz de la madre y por la vista con la ternura y la piedad de la mirada de la madre, a la vez que sus brazos lo sostienen firmemente, y todo ello le transmite un conjunto de sensaciones que él integra una y otra vez en las sucesivas experiencias de contención y relación vividas con su madre, como algo «firme-seguro-duro-tierno-suave» conectado con las emociones surgidas en las relaciones maternales de amor, calidez y protección. En su mente se van organizando unas redes de conexiones sensoriales-emocionales que las va procesando como experiencias que le aportan seguridad. La seguridad queda registrada en su mente como algo que proviene de la relación con su madre, es decir, va registrando mentalmente que su madre tiene una capacidad mental de contacto emocional con él. Esto es lo que le permite desarrollar la capacidad de empatizar con las otras personas.

Por el contrario, los niños autistas, al no integrar, en la relación con la madre, las distintas sensaciones con las emociones, tienen una relación unidimensional sensorialmente, es decir a través de un canal sensorial. Quedan imantados a la madre o a los objetos con la vista, o el tacto, o el olfato, u otros canales sensoriales. Así perciben a la madre y a los objetos por la sensación que les producen sin reconocimiento de las cualidades de la madre o del objeto, o bien mantienen una relación bidimensional, es decir, perciben a la madre o a los objetos en una dimensión sensorial, superficial y plana. Sólo perciben lo que ven o tocan o huelen, pero sin captar la profundidad del otro, es decir, el estado mental, y poder empatizar e identificarse con él, tal como se comenta, más ampliamente, al hablar de la Teoría de la Mente en el apartado sobre la alteración del juego del capítulo 2. Tal como dice Alcacer, un ejemplo de la bidimensionalidad es la imagen especular, es decir, el niño autista se mira al espejo y ve su cara físicamente pero no es capaz de verse mal, o contento, o triste. Y si mira la cara del otro, también la ve como si la viera en el espejo sólo físicamente, pero no sabe notar y decir cómo lo ve, bien, mal, contento o triste.

2

Comprensión de sus conductas

«Es un separatista», «Está en su mundo», «Está pero como si no existiéramos», «No atiende», «No responde cuando lo llamamos por su nombre, pero si algo le interesa sí que responde», «Parece sordo, lo llamamos y no responde, pero si oye un ruido sí que se puede girar». Éstas son afirmaciones que nos han comunicado los padres que describen, tal como dice Subirana, **la falta de interrelación, la tendencia al retraimiento y la desconexión activa** que presentan los niños autistas.

Sin embargo, también hemos escuchado de los padres, especialmente de las madres, otras expresiones que comunican una sensibilidad especial en estos niños. Algunas madres nos han hablado de un período que suele comprender los primeros meses del bebé, en el que ellas experimentaron a sus hijos con una sensibilidad especial, que no encontraron en los otros hijos: «Desde el primer mes noté que si le hablaba a mi hijo le faltaba al respeto, era como un entrometimiento»; «Él parecía estar en un santuario y hablarle era romper algo majestuoso»; «Durante los primeros meses me miraba con un encanto indescriptible». El relato de algunas madres sobre la relación con sus hijos durante los primeros meses expresa una atmósfera especialmente cautivadora. Esto se puede entender, como dice Meltzer, como signo de una relación especial marcada por la **hipersensibilidad** del bebé. Sin embargo, esta misma hipersensibilidad influye en el retraimiento y apa-

31

rente insensibilidad de estos niños, lo que provoca comunicaciones, por parte también de las madres, muy dolorosas que expresan la desesperación de no haber podido interrelacionarse y acoplarse emocionalmente con su hijo: «Estaba con él, pero era como si yo no fuera su madre; yo le decía llorando a mi madre: "Madre, mi hijo no me quiere, no hay nada entre él y yo"».

La hipersensibilidad y la baja tolerancia a la frustración son dos factores, ambos en nuestra opinión constitucionales, que tienen los niños autistas. Estos factores hacen que estos niños no puedan esperar y necesiten satisfacerse inmediatamente. De tal manera que, como dice Tustin, los niños autistas exigen un contacto inmediato con los objetos y personas que les satisfaga sin demora sus necesidades. La no satisfacción inmediata les desencadena la ansiedad catastrófica (sensación de no existir o caerse en el vacío; véase el capítulo 1). En consecuencia, podemos entender que sientan la respuesta humana, que nunca es inmediata porque siempre está mediatizada por la comprensión mental y el pensamiento, como algo intolerable que les hace sentir un vacío y les provoca la impresión de estar perdidos en medio de una catástrofe, lo que les estimula el aferramiento a los objetos y a sus propias sensaciones. Ambos son siempre invariantes y permiten un contacto inmediato que los tranquiliza. Así consiguen vivir en un mundo regido por *la invariancia*, donde no hay cambios. Evitan conectar con el mundo real de las personas dominado por *la impredecibilidad*, ya que nunca se sabe cómo va a reaccionar el otro.

Todo ello nos permite comprender los síntomas de estos niños, que describiremos a continuación. Y también a entender por qué evitan el contacto cuando se los conecta con algo que tiene un significado que los podría introducir en el mundo de lo simbólico y del pensamiento. Puesto que acceder al pensamiento supondría la capacidad de tolerar la ausencia de un objeto, es decir tolerar el vacío; poder imaginar y nombrar el objeto, sin verlo, ni percibirlo sensorialmente, llenando así el vacío (después de haberlo experimentado por lo menos unos segundos), con un símbolo, una imagen o una palabra que representaría al objeto ausente.

¿Cuáles son sus síntomas y qué significación tienen?

Si recordamos la primera entrevista con Bruno descrita en el primer capítulo, nos hacemos una idea de los síntomas que puede tener un niño autista. Los más significativos son los que se exponen en el esquema 4:

SÍNTOMAS AUTISTAS COMUNES	
1. Alteración de la interrelación	• Desconexión. • Ve, pero no mira. • No hay motivación en conocer ni explorar el medio. • Tendencia a la autoestimulación de sensaciones en lugar de establecer una relación. • No utiliza las manos, ni para dar ni para recibir. • No hace gestos anticipatorios que comuniquen una demanda de relación. • No existe sonrisa comunicativa. • Hacen una acción sin mirar a la madre, sin compartir con ella el placer: no intersubjetividad. • Deambula sin intencionalidad. • Maniobras que ponen de manifiesto su estado de indiferenciación con el entorno: coge la mano del adulto y le hace coger los objetos. • Oye, pero no atiende, ni se gira si se le llama por su nombre.
2. Apariencia de felicidad, de no frustración.	
3. Fijación en los movimientos repetitivos o estereotipados. Estereotipias.	
4. Resistencia a los cambios. Tendencia a repetir las situaciones, a la invariancia. Intolerancia frente a lo desconocido o nuevo.	
5. Alteración en la manipulación de los objetos. No juego simbólico.	
6. Acciones que externalizan su estado mental: ansiedades.	
7. Memoria perceptiva o fotográfica.	
8. Insensibilidad al dolor físico.	
9. Conductas agresivas y autoagresión.	
10. Trastornos de la alimentación y del sueño.	
11. Ausencia de lenguaje o lenguaje muy alterado (capítulo 3).	

Esquema 4: Síntomas del autismo.

Alteración de la interrelación

Hasta ahora ya hemos descrito de diferentes maneras la alteración de la interrelación y la desconexión que presentan, en el capítulo primero y en éste. Veamos con más detalle los síntomas que la expresan.

Los niños autistas **ven, pero no miran**; no miran de tal manera que la mirada sea un instrumento comunicativo y de intercambio emocional. Sin embargo si los observamos atentamente veremos que nos echan una fugaz mirada lateral, nos miran cuando no los miramos a los ojos (estudio de investigación de psicomotricidad en niños autistas de Angel y colaboradores, C. Carrilet). Miran la comida que quieren, pero sin mirarnos inmediatamente a nosotros y vuelven a mirar la comida, como haría un bebé que formula un deseo a su madre, estableciendo un diálogo de miradas, cuando todavía no puede utilizar el lenguaje como medio comunicativo, pero ya ha adquirido el nivel de intersubjetividad que le permite sentir que su madre está en contacto emocional con él, es decir empatiza. Y si el niño autista hace como el bebé normal, su acción es muy fugaz, casi imperceptible, como si quisiera que nos enterásemos de su deseo pero sin que se note ni se haga consciente. Éste es un punto muy importante que se ha de tener presente en el tratamiento, como se verá en los capítulos 4 y 6.

A veces nos puede sorprender un niño mirando fijamente a un objeto. Bruno, el niño que hemos comentado en el primer capítulo, miraba fijamente los objetos que rodaban y también los redondos, sus ojos quedaban imantados por objetos con movimientos rotatorios. Pero también puede suceder que la mirada del niño autista quede imantada a una parte del cuerpo de una persona porque le produce una sensación que le evade. Esto nos puede confundir y hacernos creer que conecta con esa persona, lo que no es así, y lo vemos cuando la persona se dirige a él con intención de interrelacionarse; entonces ocurre que el niño se hace el escurridizo.

El niño pequeño explora y se relaciona con su entorno con la mirada y con el tacto, utiliza las manos para manipular los objetos, para explorar su propio cuerpo y el de su madre, con las manos coge y suelta objetos. También coge un objeto y lo da a su madre, es decir, las manos le sirven para explorar y para interrelacionarse. El niño autista **no utiliza las manos** para explorar, ni para dar, ni para recibir, pero sí para autoestimular sus sensaciones.

El bebé autista **no hace con sus brazos y sus manos los gestos anticipatorios**, con los que indica que espera ser cogido en brazos o atendido por su madre o persona cuidadora. **No hace los juegos de imitación con las manos** e indicadores de una relación de **intersubjetividad:** cinco lobitos, adiós, palmas palmitas, etc. No sonríe para comunicarnos el placer del encuentro o la satisfacción de algo que comparte con nosotros. Sí puede tener **una sonrisa** casi permanente en sus labios que transmite un estado **beatífico y vacío.**

El movimiento de su cuerpo es también peculiar, se mueve o no se mueve dominado más por la autosensorialidad que lo desconecta, que por la motivación de ir hacia un objeto o persona para satisfacer un deseo. Estos niños van vagueando sin una finalidad visible, ni algo que los motive, es un **moverse sin sentido, como pasivos, sin una intencionalidad o motivación.** Sin embargo, casi siempre su desarrollo psicomotor está dentro de los límites de normalidad, pero al observarlos vemos que sus aprendizajes motrices tienen una cualidad muy mecánica, sin la emoción y el placer de un niño que aprende a subir la escalera compartiendo la alegría del progreso con su madre o cuidadora. Otras veces pueden hacer piruetas con su cuerpo, que nos dejan admirados, las cuales siempre están al servicio de obtener unas sensaciones determinadas.

¿Cómo podemos comprender estas alteraciones? En el capítulo 1 hemos hablado de la dificultad de empatizar y de vivir la emoción de un intercambio emocional. Si el otro no existe como alguien con el que se comparte una emoción, como alguien que conforta y contiene el malestar, se comprende que todas las acciones corporales que expresan esto, el niño autista no las ejerza. Pero en cambio, sí que **coge la mano de una persona para que ésta coja con su mano lo que él quiere coger.** Vemos que aquí el niño autista utiliza la mano del otro y consigue coger a través del otro lo que él quiere, es decir, lo hace manteniendo una **indiferenciación con el otro** y evitando cogerlo él. En el estado de indiferenciación el niño autista vive «al otro» *como una parte de uno mismo*: al igual que «yo puedo observar el movimiento de mi brazo como separado de mi cuerpo, pero que sé que forma parte de mí». De la misma manera, el niño con autismo «percibe» «al otro», como formando parte de él, aunque viéndole separado de él, pero sin ser consciente de la separación física. Este mecanismo se da en los niños muy retraídos o no tratados, en la medida que evolucionan hacia la diferenciación y la adquisición de una cierta identidad aparece otra manera de hacer actuar al otro, **señalan con el dedo lo que quieren y hacen un sonido como de protesta o demanda.** Con esta acción el niño autista demanda manteniendo una cierta distancia con el otro, una cierta conciencia de separación física, pero todavía no mental, él impone con el dedo que se le dé lo que quiere, que es algo que es visible y no es necesario nombrarlo. Esto nos indica que él ha podido aprender que el señalar moviliza a la persona que está atendiéndole, pero todas las acciones las realiza en un cuadro perceptivo visual, no le es necesario intuir, ni imaginar, ni pensar, ni hablar.

Si el otro no existe, como persona con quien se interactúa, es lógico que ellos mismos no tengan el sentimiento de existir para el otro, y en consecuencia cuando se los llama por su nombre no responden. **Oyen, pero no atienden cuando se los llama.** Se dice, tal como explicamos en el capítulo 3, que estos niños tienen una **«sordera ficticia».**

Apariencia de felicidad y de no frustración

Tal como hemos dicho anteriormente, estos niños viven en un estado de indiferenciación, en el que el «otro» no es percibido como tal. El otro es el que nos frustra al no ser como nosotros deseamos, al ser diferente, etc. Si el otro no existe no hay frustración, entonces se vive en un estado de aparente beatitud que es la apariencia que tienen estos niños.

Movimientos estereotipados. Estereotipias

El inicio de la entrevista diagnóstica de Bruno, expuesta en el primer capítulo, nos visualiza el aferramiento del niño autista a los movimientos estereotipados, los cuales son siempre repetitivos, sin sentido y peculiares de cada niño. Es lo que llamamos estereotipias. Unos mueven en forma de aleteo las manos; otros, provocan un movimiento repetitivo a un objeto, o balancean su cuerpo, etc. Con ellos el niño autista consigue vivir en un estado de absoluta invariancia. Vive fijado en un estado en el que no existe el tiempo, ni el espacio, sólo percibe las sensaciones que le producen estos movimientos. Así se tranquiliza y se evade de experimentar las vivencias de incertidumbre que la relación con las personas, cargada siempre de emociones imprevisibles y no táctiles, le produce.

Si observamos a un niño autista veremos que estos movimientos los realiza en distintos momentos: a veces parece un entretenimiento; otras, nos pueden inducir a pensar que con ellos se protege del contacto con nosotros:

justo en el momento que nuestra mirada contacta con la suya y nos parece que entre nosotros brota la emoción del contacto, él se sumerge en uno de sus movimientos estereotipados. Entonces nosotros sentimos un intenso vacío y un sentimiento de no existir para él. Otras veces, cuando está a punto de realizar una acción con un cierto sentido, por ejemplo coger el lápiz e iniciar un dibujo, de repente hace la estereotipia, así se frena y se evade o se retira en su mundo de sensaciones sin significado, para evitar, tal como dice Subirana, el contacto con algo que tiene un significado.

Sin embargo, en el transcurso de los años y de tratamientos con estos niños hemos descubierto que algunos de estos movimientos les provocan unas sensaciones que tienen un punto de contacto con sensaciones que de bebés sintieron en la relación con la madre, pero que no pudieron integrar, es decir, conectar con la emoción surgida de la interrelación con ella. Entonces, la estimulación de estas sensaciones se convirtió en un mecanismo de descarga de tensión o de tranquilización, no conectado con la emoción del contacto acogedor y tranquilizador recibido de la madre. Este hecho nos ha permitido encontrar en ello un instrumento para el tratamiento y para facilitar el acceso al pensamiento simbólico, como veremos en los capítulos 4 y 6.

Resistencia a los cambios. Tendencia a repetir las situaciones, a la invariancia. Intolerancia a lo desconocido o nuevo

Los bebés, tal como investigaron Bion, Money-Kyrle y Piaget, adquieren el sentido de tiempo y espacio a través del contacto de la boca con el pezón en el acto de mamar. Los ritmos biológicos de hambre y saciedad, junto con la experiencia secuenciada del tiempo en un escenario repetitivo (compuesto por elementos físicos y por el contacto sensorial y emocional de la madre con su bebé), de los sucesivos actos de mamar, van marcando en la mente del bebé una red de conexiones perceptivas-sensoriales-emocionales que dejan la huella de un antes y un después, de un dentro y un afuera. Y así poco a poco se organiza un primitivo sentido del espacio y del tiempo.

La experiencia de la crianza de nuestros hijos nos ha enseñado que los niños cuando más pequeños, más sensibles son a los cambios de horarios en las comidas, a los cambios en la manera de alimentarlos, o a los cambios de nuestro estado emocional. Todos los niños necesitan mucha **continuidad y constancia** en la manera y el estilo de acogerlos y alimentarlos, para poder poco a poco incorporar el estilo de la interrelación con su madre hasta llegar un momento en que si éste se altera, el niño puede esperar sin perturbarse, de tal manera que siente: «No viene mamá para darme la comida, pero yo sé que vendrá como siempre lo hace».

Es decir, la confianza en la relación con la madre ha calado tanto en su profundidad que le acompaña en las frustraciones y le permite tolerarlas. Cosa que no ocurre en el niño autista porque tiene una baja tolerancia a la frustración y una sensibilidad muy elevada que cualquier imprevisto lo siente como una catástrofe. Esto le hace intolerante a los cambios físicos y psíquicos, todo tiene que estar siempre igual, y no le permite acceder a tener una relación de seguridad y confianza con la madre. Hubiera necesitado una madre con una respuesta siempre inmediata, cosa imposible.

La tiranía de la inmediatez que nos impone el niño autista provoca que los adultos nos prestemos a actuar como objetos que le procuran una satisfacción inmediata. Y ¿qué ocurre entonces? Lo que ocurre es que nunca aprenden a tolerar un tiempo de espera, un pequeño cambio, porque no adquieren la idea de que podemos cambiar algo y después ya recuperaremos lo primero. Por ejemplo, podemos cambiar el recorrido de las calles para ir a casa y llegar igualmente a casa.

Su hipersensibilidad hace que perciban pequeños cambios de su entorno físico y psíquico de las personas, en tanto que un cambio de nuestro estado emocional nos determina unas conductas diferentes, a veces casi imperceptibles. El niño autista se angustia mucho frente a un cambio, y tiene unas crisis de pánico que muchas veces nosotros no llegamos a captar la causa y nos crea impotencia, desconcierto y angustia.

Los padres nos explican que exigen que los objetos siempre estén en el mismo sitio, si no lo están, ellos los ponen en su sitio sin decir nada. No toleran un cambio de recorrido. Siempre se tiene que hacer todo igual. Pienso en un niño que cuando la madre lo deja en la escuela le tiene que poner la cartera colgada en la espalda siempre igual y pasarle la mano por encima de su cabeza siempre de la misma forma. No soportan nuevos alimentos. A veces el paso del pecho a biberón no lo aceptan. El biberón les produce pánico y la madre tiene que ingeniárselas para darles la leche con cuchara o como puede. Lo que comen en casa no lo aceptan en la escuela rígidamente, sin superarse después de transcurrido un tiempo de adaptación o al revés. Tienen una total dificultad en generalizar una conducta, es decir lo que hacen en la escuela no lo hacen en otro sitio. Su acción está enganchada a una situación determinada y no la pueden generalizar.

Alteración en la manipulación de los objetos. No hay juego simbólico

Un estudio de investigación de Canal Bedia y Rivière, sobre la conducta de juego y expresiones emocionales no verbales de niños autistas en una situación natural de interacción, muestra de forma muy esquemática lo que se expone en el esquema 5.

RELACIÓN MADRE-HIJO		
NIÑOS CON UN DESARROLLO NORMAL	NIÑOS AFECTADOS POR ALGUNA DEFICIENCIA MENTAL COMO LOS NIÑOS CON SÍNDROME DE DOWN	NIÑOS CON AUTISMO
Estimulación recíproca del juego: – el inicio del juego por parte de la madre estimula en el niño reacciones de afecto positivas e interés por el juego.	Estimulación recíproca del juego: – el inicio del juego por parte de la madre estimula en el niño reacciones de afecto positivas e interés por el juego.	No estimulación recíproca del juego: – el inicio del juego por parte de la madre no estimula en el niño respuestas de afecto positivo ni de interés por el juego. Se desconecta.

Esquema 5: Conducta en el juego de los niños normales, con deficiencia mental y autistas.

Los niños autistas no exploran manipulando los objetos, ni los manipulan por su funcionalidad. Pero sí llevan frecuentemente consigo objetos duros, los llamados «**objetos autistas**», y se aferran a ellos. Para tales niños las sensaciones duras, provocadas por estos objetos, son más importantes que las funciones que normalmente cumplen los mismos. Bruno, el niño al que nos hemos referido en el primer capítulo, llevaba unas canicas, las hacía rodar en forma estereotipada entre las yemas del dedo índice y pulgar.

Otros cargan con esos objetos, trenes, coches, y se los llevan a la cama para que los protejan. Bruno se ponía tapas de coca-cola y fanta a su lado en la cama para dormir y durante el día las llevaba agarradas en su mano. La

39

sensación punzante y dura, que las tapas metálicas le imprimían en su mano, le daban una sensación de seguridad.

No siempre los **objetos autistas** son duros. Otro niño, Joel, llevaba en sus manos los tallos de las plantas, los movía dándoles formas ondulantes y los miraba, así se provocaba unas autosensaciones que lo desconectaban del entorno.

Decimos que los niños autistas no realizan un juego simbólico. Pero ¿por qué no juegan?

Debido a que viven inmersos en la autosensorialidad, en una sobrevaloración de los contactos físicos táctiles y de las sensaciones que éstos producen (tal como ya hemos dicho en el apartado sobre funcionamiento mental del niño autista, en el capítulo 1), sólo sienten que existe lo tangible y físicamente presente. Los recuerdos, imaginaciones, fantasías y pensamientos son intangibles. Por lo tanto, la sobrevaloración de los contactos físicos, siempre presentes, provoca que la vida mental no pueda desarrollarse adecuadamente. En ellos hay un bloqueo de los procesos que, en todo niño, permiten desarrollar la imaginación y la fantasía. Con el ejercicio de la autosensorialidad se protegen de experimentar la sensación de pérdida, de ausencia de un objeto. El proceso simbólico se desarrolla a partir de poder vivir la ausencia de un objeto y encontrar otro que lo represente física y mentalmente. Por ejemplo: «Mamá no está, pero el muñeco me acompaña como mamá, yo lo cuido como si fuera una mamá y a la vez esto me hace recordar que mamá me cuida a mí». Esto sería la significación que puede tener el juego de un niño normal. Pero el niño autista, por lo que hemos comentado en el primer capítulo y en éste, tiene bloqueado todo el proceso simbólico, es decir, tiene un déficit en su capacidad de mentalizar y por lo tanto **no hace un juego simbólico.**

El déficit en la capacidad de mentalizar fue demostrado por una investigación experimental de Baron-Cohen, Leslie y Frith (1985). Autores e investigadores cognitivistas-conductuales que hipotetizaron que los individuos con autismo tenían un déficit en «Teoría de la mente», término usado por Premack y Woodruff para denominar la capacidad de atribuir estados mentales, independientes a uno mismo, a otros con el fin de predecir y explicar su comportamiento.

La investigación consistió en una prueba que fue pasada a niños normales, niños con síndrome de Down y niños autistas de nivel intelectual semejante. La edad que tenían superaba los tres años. Se utilizaron dos muñecas, Sally y Ana, una cesta, una caja y una canica (véase figura 1).

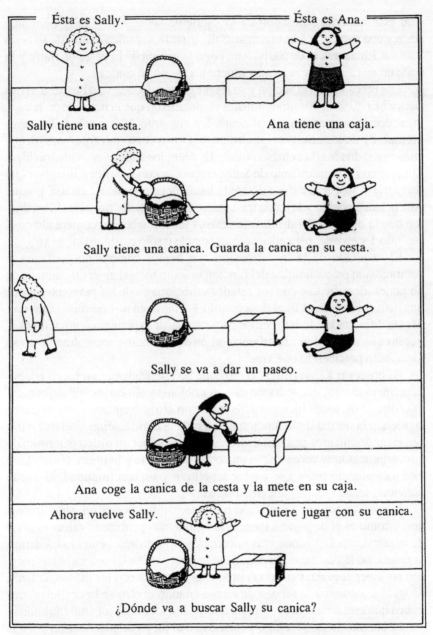

Figura 1: Experimento de Sally y Ana. Uta Frith, *Autismo*, Alianza, 1991.

Con este material se escenifica la siguiente secuencia: «Sally tiene una cesta y una canica, y Ana una caja. Sally guarda su canica dentro de su cesta y se va. En ausencia de Sally, Ana coge la canica de la cesta de Sally y la pone en su caja. Sally regresa y quiere jugar con su canica».

Los niños vieron la acción y se les preguntó: ¿Dónde va a buscar Sally su canica? El 80 % de los niños autistas respondieron que la buscaría en la caja, lugar donde se encontraba realmente. Sin embargo, la mayoría de los niños normales y de los niños con síndrome de Down contestaron correctamente, en la cesta, donde ella la había puesto. Es decir, los autistas no pudieron identificarse con el pensamiento de Sally, empatizar con su sentir e imaginar que Sally iría a buscar la canica donde la había dejado y que no estaba, porque Ana la había cogido y la había trasladado, cosa que Sally no sabía. Ellos dijeron que la buscaría donde ellos la veían. (Tal como hemos comentado en el capítulo 1 y en éste, para ellos sólo es posible o sólo existe lo que se ve.)

El resultado de la investigación que hemos comentado confirma la comprensión psicoanalítica del funcionamiento mental en el niño autista de no poder identificarse con los estados emocionales de las personas, al que nos hemos referido al final del capítulo 1 y también nos permite comprender las dificultades de estos niños para compartir experiencias emocionales, puesto que no pueden identificarse al otro poniéndose mentalmente en su lugar, sólo perciben lo que ven.

Al observar a estos niños vemos que no pueden hacer un juego simbólico. Sin embargo, lo que hacen es coger objetos y alinearlos, sin dejar espacio entre ellos, todos bien pegados unos con otros, o apilarlos. No lo hacen siguiendo la norma de la funcionalidad o de la clasificación sino que parecen estar dominados por una necesidad de mantener un orden determinado e invariante. Otras veces cogen un coche de juguete y lo hacen correr, pero este movimiento pronto se vuelve repetitivo y sin una finalidad, lo que lo convierte en un «juego» sin creatividad.

Juegos, en los que la relación o el intercambio tienen un papel importante, como es el de jugar a pasarse la pelota, nos permiten evaluar el nivel de retraimiento. Los niños muy encerrados en sí mismos, cuando les damos la pelota, no la cogen, se evaden. Si se la ponemos en las manos, éstas parecen no saber cogerla. Cuando el niño coge la pelota con las manos, la lanza dirigida a alguien y la recoge de nuevo cuando el otro se la devuelve, nos indica que este niño esta evolucionando y saliéndose del autismo (Subirana).

El juego de esconder algo y buscarlo o el juego de esconder un poco la cara de uno, luego sacarla para que el niño la vea y decir tat-tat o cu-cu, es algo que no les despierta ningún interés si están muy retraídos, ya que no se pueden imaginar el objeto ausente; si éste no se ve, para ellos no existe y por lo tanto no cabe buscarlo. Sin embargo, cuando el otro empieza a existir un poco para ellos reaccionan positivamente a estos juegos, que a su vez son muy útiles en las terapias.

El trabajo clínico con muchos niños autistas nos ha enseñado que dentro de las características descritas sobre el juego existen diferencias según el nivel de retraimiento o desconexión (véase esquema 6):

MUY RETRAÍDOS	MENOS RETRAÍDOS
1. Manipulan objetos buscando la reproducción de determinadas sensaciones. 2. No tienen en cuenta la funcionalidad. 3. No juego simbólico. 4. No juego de tomar-dar la pelota. 5. Alinean objetos, coches, maderas, etc., buscando un orden. 6. No interés por el interior de las cosas: ni por la acción de meter-sacar. 7. Para coger algo, toman la mano del adulto y hacen que éste ejecute la acción. 8. No inicio del juego de tapar y destapar un objeto, o juegos tat-tat o cu-cu.	1. Los objetos son cogidos por su función, pero enseguida los dejan, no persisten. 2. Inicio de interés por los espacios e interiores: hacen juegos sacar-poner pero no persisten. 3. Inicio juego tomar-dar la pelota. 4. Inicio de un juego imitativo que enseguida abandonan. 5. Si el adulto inicia un juego con ellos, atienden y lo siguen un poco. 6. Si quieren coger algo, lo señalan imperativamente para que alguien lo coja. 7. El juego de tapar y destapar un objeto les despierta interés, lo mismo el de tat-tat o cu-cu.

Esquema 6: Niveles de desconexión en niños autistas.

Acciones que externalizan su estado mental: ansiedades

A menudo vemos que se dejan caer, o que enganchan papeles y, como hemos dicho en el apartado anterior, alinean los objetos pegándolos unos con otros, sin dejar espacio entre ellos. Son acciones que nos parecen incomprensibles. La observación detallada de sus conductas y las verbalizaciones que los niños que evolucionan hacen con relación a éstas, nos han permitido descubrir que estos niños, tal como dice Corominas, externalizan sus ansiedades, es decir, las actúan con sus acciones, ya que no se las pueden representar mentalmente y comunicarlas a través de manifestaciones simbólicas como es el juego, el dibujo o la comunicación verbal (véase capítulo 4).

Con la acción de caerse expresan la sensación de desaparecer o caerse en el vacío, es decir, así manifiestan la ansiedad catastrófica (véase capítulo 1). Al enganchar todo, ponen de manifiesto una maniobra para no sentir el vacío.

Memoria perceptiva o fotográfica

Llama la atención cómo son capaces de memorizar de forma fotográfica las situaciones. Pablo es un niño autista inteligente y capaz de dibujar. Su maestra, en las vigilias de Navidad, le habló de las próximas vacaciones y, con este motivo, le recordó las anteriores vacaciones de estas fechas. Entonces él hizo un dibujo que resultó ser absolutamente idéntico al mural que la maestra había hecho con motivo de las anteriores vacaciones de Navidad y que Pablo nunca más había vuelto a ver. Era como una fotografía del mural. Los padres, a menudo, nos dicen que tienen mucha memoria porque son ellos, los niños autistas, los que encuentran el coche en un parking inhabitual y grande. Nos explican que hace un año fueron a casa de unos amigos y que su hijo los condujo a la puerta de la casa, cuando ellos estaban perdidos en medio de la calle.

Suponemos que esto viene facilitado por su tendencia a quedar imantados a los objetos a través de un canal sensorial, en este caso la vista.

Insensibilidad al dolor físico

A menudo, los padres de los niños autistas refieren que sus hijos nunca lloran, ni siquiera cuando se caen y se hacen daño. Bruno, el niño al que nos hemos referido en la observación clínica del capítulo 1, tenía un eritema de pañal, ulcerado, y nunca lloraba, ni siquiera cuando le tocaban para curarle. Algunos, cuando se angustian, se golpean de forma alarmante para quien los atiende y, sin embargo, ellos parece que no se hacen daño.

Tienen una insensibilidad al dolor que desaparece cuando en el transcurso del tratamiento mejoran. Así fue en el caso de Bruno, que se volvió supersensible al dolor físico, llorando desconsoladamente por cualquier pequeño rasguño y demandando el cuidado de su madre. Esto nos hace suponer que la insensibilidad inicial en Bruno era debida a la falta de integración de sus sensaciones corporales con las emociones. Con el tratamiento (tal como se describe en el capítulo 6, en el apartado de tratamientos psicoterapéuticos individuales con la madre), Bruno integró a través de la relación con la madre y con la psicoterapeuta sus sensaciones corporales con las emociones surgidas en la interrelación, las pudo concienciar, nombrar y reconocer tanto a la madre como a la persona que le cuidaba y le consolaba.

Conductas agresivas y autoagresivas

Su aparente estado de felicidad, a veces, se rompe cuando se les impide realizar sus maniobras autistas, entonces se vuelven agresivos. Otras veces pueden morderse alguna parte del cuerpo y más que una agresión es una manera de agarrarse a algo o de contenerse.

Trastornos de la alimentación y del sueño

Son muchos los niños con un buen desarrollo que, por diferentes razones, entre otras debido a la elaboración de las angustias propias de los procesos normales de la maduración psicológica, pasan temporadas que padecen alguna alteración en la alimentación y en el sueño.

Los niños autistas, en general, tienen problemas en estas dos áreas de forma continuada. Bruno, como hemos visto en el primer capítulo, no masticaba, ni tan sólo succionó, ni chupó a partir de los cuatro meses y por otro lado retenía las heces. Dormía en posición fetal. Éste es un caso extremo, pero casi nunca mastican y sus hábitos alimentarios son muy peculiares. Otro niño autista, Óscar, hasta los seis años sólo comió cosas crujientes y quemadas, como pan tostado, muy duro, y sólo bebió leche.

Si los observamos comer vemos que durante la comida hacen con ésta una serie de maniobras de autosensorialidad, lo que nos produce una sensación de rareza. Comen a veces con mucha voracidad, como si la comida tapase su vacío; otras veces casi no comen. Pero hay algo que es evidente y que los distingue de los otros niños: es la falta de ilusión, placer y sentido en el acto de comer.

Algunos de estos niños, debido a la baja tolerancia a la frustración y la intolerancia a los mínimos cambios ambientales, ya desde bebés tienen dificultades en el sueño. Se despiertan con facilidad y no aceptan los cambios que se producen en su entorno del sueño, cosa que a todo niño le es difícil. Pero en ellos la dificultad se hace insalvable. Es frecuente que los padres nos expliquen que desde un día que pasó algo inaudito o desde un día que lo pusieron a dormir con ellos, nunca más ha aceptado dormir en su cama y sólo duerme en la cama de los padres. El dormir en la cama de los padres supone no poder desengancharse del contacto corporal con ellos. Lo que parece contradictorio con su tendencia al retraimiento y desconexión. Nos parece que, probablemente, al no haber madurado en su capacidad de separación-individuación-diferenciación y no haber llegado a un nivel de sentimiento de sí mismos, estos niños se asemejan a un bebé que necesita dormirse en contacto corporal con la madre, en un contacto piel a piel que los mantiene en un estado de indiferenciación.

3

Trastornos del lenguaje

En el esquema 7 se enumeran los distintos trastornos del lenguaje presentes en niños autistas que se tratarán a lo largo de este capítulo.

Comprensión del lenguaje

Es muy variable en cada caso y en los diferentes momentos evolutivos de cada niño, por eso es difícil generalizar, pero lo que los padres nos comunican en la primera entrevista (después de que algunos se hayan planteado la posibilidad de sordera) es que el niño entiende u oye lo que le interesa muy directamente; sería lo que se llama «sordera ficticia».

En nuestra experiencia, cuando nos llega un niño que no ha sido tratado, o que ha recorrido muchos consultorios pero sin que nadie se hiciera cargo de él, da la impresión de que no comprende; sin embargo, cuando se le dedica tiempo y se hace un acercamiento que incluya ponerse en contacto con su parte más sensible, entonces el niño va entendiendo el lenguaje y es el primer progreso que se puede comprobar. Es difícil hablar a un niño que no habla y además no se relaciona, pero resulta que cuando menos se le habla, menos entiende, por lo que se crea un círculo vicioso. Esto es algo que intentamos transmitir desde el principio a las personas de su entorno próximo, que nos traen el niño a la consulta, organizando un período de

TRASTORNOS DEL LENGUAJE		
1. Comprensión del lenguaje		
2. Ausencia de lenguaje		
3. Ecolalias	• **Inmediata**	– Puede darse pero no es específica del autismo.
	• **Diferida** (es la típica del autismo)	– Ecolalias de anuncios. – Repetición de frases de otros que parecen fuera de contexto. – Ecolalias con componente emocional. – Ecolalias e inversión pronominal. Dificultad en decir yo. – Las formas gramáticales y la sintaxis que utiliza el niño con autismo nos pueden orientar sobre la estructuración de su personalidad.
4. La articulación	• **Dificultades de pronunciación**	– A menudo dificultades para pronunciar y falta de coordinación de la lengua y labios. – Dificultad porque no miran la boca del que habla.
5. La tonalidad	• Es a menudo rara, vacía, con falta de emoción. • A veces empiezan a emitir sonidos imitando la música del lenguaje o de las canciones.	

Esquema 7: Trastornos del lenguaje en autistas.

entrevistas conjuntas padres-niño con la finalidad de conocer mejor al niño con lo que nos aportan los padres y, por otro lado, que ellos también entiendan nuestra forma de tratarlo. Nos parece que los padres captan mejor que es bueno hablar al niño, si ven cómo nos dirigimos a él, diciéndole por ejemplo: «Oye, me voy a buscar... y ahora vuelvo...» porque esto incluye tener en cuenta al niño y pensar que puede afectarle ver que desaparecemos, sin más ni más, si estábamos intentando jugar con él.

Pero también, los que pensamos que es importante hablarle, habríamos de regular más nuestro lenguaje para no caer en el otro extremo, es decir, explicarle las cosas como si fuera un adulto. Deberíamos procurar hacer frases cortas y utilizar palabras sencillas. De todas maneras es difícil saber cuál es el lenguaje apropiado a la capacidad de comprensión del niño ya que éste no da señales, no pregunta, etc., como haría otro niño.

Cuando el niño autista está muy desconectado, muy metido dentro de sí, con una atención muy focalizada en sus sensaciones, en sus movimientos, las palabras no significan nada para él, porque ni siquiera escucha lo que se le dice. Debido a su dificultad para relacionarse, las palabras no tienen la resonancia emocional que las harían atrayentes. Posteriormente, cuando las palabras parten de una persona que lo acoge, lo acepta, cree que es un niño sensible y le habla con esta actitud, las palabras van adquiriendo un sentido y se va ampliando cada vez más su comprensión. Entonces, a veces, nos encontramos con que el niño se tapa los oídos con las manos, en ocasiones por ruidos que parecen molestarle, pero sobre todo cuando se le habla de cosas que le afectan, y aquí veríamos su dificultad en conectar con sentimientos y con él mismo.

Ausencia de lenguaje

¿Por qué no habla el niño autista? Diríamos que debería haber una razón general y unas características particulares para cada caso. La razón general, a nuestro modo de ver, sería la consecuencia que se deriva de la patología propia del autismo, es decir el grave trastorno en la estructuración de su personalidad, que determina una dificultad en las primeras relaciones, y de ahí su aislamiento, su falta de deseo en comunicarse, su estado centrado en sí mismo, su dificultad en reconocer a las personas como diferenciadas, con unas características propias e individualizadas. Y entonces, ¿para qué hablar si el otro no está diferenciado de uno mismo?, como dice Coromines. Quizá sería más exacto decir que el niño autista en unos casos no se ha diferenciado, en otros evita diferenciarse, o reconocer al otro, que es vivido como fuente de frustración, o intenta confundirse con él, o controlarlo para no vivirlo como separado.

De una forma u otra, parece que en el niño autista existe una dificultad en la representación mental de su diferenciación como persona separada de la madre, por extensión, del «otro». No reconoce a los demás con una vida propia, sino sólo en función de sus necesidades. Pero esto a su vez le impide tener una identidad.

En el desarrollo normal se dice que el lenguaje aparece cuando el bebé se descentra de sí mismo para iniciar un diálogo con el mundo exterior. Esto forma parte de un proceso que se ha iniciado desde el nacimiento, con llantos, sonrisas, miradas, balbuceo, comunicación, entre la madre y el bebé. Ello supone que ha logrado ya un cierto sentido de sí mismo y que entonces por identificación con la madre y las personas de su entorno y por el deseo de comunicarse, imita primero sonidos que la madre devuelve y les da un sentido y que pronto irán adquiriendo un significado también para él y serán un medio de expresar su alegría o su disgusto, su acuerdo o desacuerdo. En la medida que ha reconocido al «otro» y a su vez él se siente alguien, tiene algo que decir.

Pero el niño autista sigue predominantemente centrado en sí mismo y a la vez confundido con el «otro». Tiene mucha dificultad en sustituir la unidad por la reciprocidad o el intercambio. No tiene una distancia mental con el otro que deba ser salvada con el lenguaje.

El lenguaje forma parte de un proceso de simbolización, pero ésta no se da si no se vive a la persona como separada, como fuera de uno mismo, si no se le adjudica un lugar en la realidad externa. Esto incluiría también la tolerancia a la frustración, por aceptar esta separación, como dice Tustin. Un niño autista que coge un perro de juguete y lo hace mover delante de sus ojos, o lo golpea en la mesa, no tiene noción (al menos en ese momento) de que aquello es un perro, que puede nombrarlo y ponerlo de pie, ya que forma parte de su propia realidad corporal o sensual, y por eso no puede jugar con él, que sería tanto como aceptar la representación simbólica.

Ecolalias

Las ecolalias son un trastorno del lenguaje presente en niños autistas. Existen de dos tipos distintos: inmediatas o diferidas. En el esquema 8 se especifican las características de cada grupo.

La ecolalia inmediata es la repetición de palabras o frases que se le dicen en el mismo momento. Por ejemplo, si se le dice «¿Cómo te llamas?», el niño repite «¿Cómo te llamas?» a modo de respuesta. Esta forma de ecolalia no es específica del niño autista, pero puede existir.

ECOLALIAS
Inmediata • Puede darse pero no es específica del autismo.
Diferida • Ecolalias de anuncios. • Repetición de frases de otros que parecen fuera de contexto. • Ecolalias con componente emocional: Aspectos a) cuidadora, b) prohibición. • Ecolalias e inversión pronominal. Dificultad en decir yo. • Las formas gramaticales y la sintaxis que utiliza el niño con autismo nos pueden orientar sobre la estructuración de su personalidad.

Esquema 8: Ecolalias presentes en el autismo.

La ecolalia diferida sí que es típica y es la reproducción de palabras o frases que ha oído en otro momento u ocasión y que aparecen fuera de contexto, aunque si se conoce bien al niño, muchas veces puede verse una relación entre la ecolalia y la situación presente.

Es algo sorprendente que un niño que no habla, de repente diga «Leche, cacao, avellanas y azúcar...», o «Agua Fontvella» o «Flan Dhul, el flan de huevo y leche», o «Deles a los suyos alimentos sanos...», (esto lo decía una niña mientras estaba comiendo). Éstas serían las ecolalias de anuncios o frases publicitarias a las que el niño autista es muy aficionado. Diríamos que, a nuestro modo de ver, estos enunciados le atraen porque es algo que aparece siempre igual, de forma repetida, con lo que se evita lo impredecible del lenguaje comunicativo. También nos parece importante que son dichas por personas con las que ellos no tienen conflicto, no hay emoción ligada a ellos, y se dicen generalmente en tono atractivo.

También vemos que muchas veces las dicen en momentos difíciles, ante demandas que no les interesan o frente a una cierta complejidad de su entorno, por lo que ellos se evaden con una forma conocida que los reconforta. Sin embargo, aun en estas ecolalias que parecen tan mecánicas, se puede a veces encontrar una relación y un sentido, como luego veremos.

Hay otras ecolalias en las que se puede ver un contenido más emocional que incluye a menudo prohibiciones. Un niño, mientras se quitaba los zapatos decía: «No te quites los zapatos». Al ir a entrar en el ascensor decía:

51

«No te asustes» (suponemos que esto es lo que le había dicho su madre al intuir que se asustaba).

En todos los casos veríamos que el niño parece hablar por boca de otra persona. Esto sería la adhesión a unas palabras sin acabar de incorporar el significado y poder luego traspasarlo a otra situación de una forma propia.

En otros casos se ve una intención más comunicativa. Un niño, al que llamaré Luis –del que luego explicaré cómo desarrolló un cierto lenguaje–, un día, después de haberse enfadado conmigo, pellizcándome, porque yo le pedía que me diera una pieza que agitaba en sus manos, al tranquilizarse, me dijo: «Y sin embargo te quiero» (esta frase era el título de un programa de televisión, pero lo que valoraríamos aquí es su actitud implicada, diciendo esta frase hecha, pero que de alguna manera escogía y la colocaba en el momento adecuado); o en otra ocasión que se hizo daño en un dedo, decía: «Pobrecito, ¿qué te pasa?». Aquí veríamos cómo dice lo que parece que querría que uno le dijera; que también se podría entender como que se habla a sí mismo, o que rememora lo que la madre u otra persona significativa le dice.

Hay otros aspectos de las ecolalias que se podrían ligar a **la inversión pronominal,** pues se refieren a demandas sin utilizar la primera persona de los verbos. Por ejemplo, un niño que para pedir algo se queda mirando y dice: «¿Qué quieres?», «¿Qué quieres?», y cuando uno se lo repite, él puede hacer la demanda. Otros dicen: «Quieres agua» para pedirte agua. También el niño Luis dice: «¿Me voy?», para decir que quiere que me vaya cuando él está sentado en el váter. (Este «me voy» se lo dije yo, en el curso del tratamiento, cuando me pareció que quería estar solo en el váter.)

La inversión pronominal en nuestra experiencia tiene las mismas raíces que las ecolalias y no como a veces se dice que emplean el «tú» para expresar el «yo», y el «yo» para expresar el «tú».

Existe una gran dificultad para expresar la palabra «yo» en el niño autista, y si se le despojara del significado sería una palabra tan corta, tan fácil de decir. Sin embargo, un niño con tan poca identidad, con tanta dificultad para tener una identidad separada y propia, cuán coherente es que no pueda nombrarse diciendo «yo», con todo lo que esto implica. Y esto mismo veríamos en su problema para decir «sí» o «no», ya que no puede adjudicarse la decisión de afirmar o negar que supondría una capacidad de juicio.

Quizá podríamos decir que el análisis de las formas gramaticales y de la sintaxis nos ayudaría a deducir el grado de estructuración de su personalidad. Es decir, hablar en segunda persona tendría que ver con que todavía existen aspectos pocos diferenciados. Hablar en tercera persona sería una forma más evolucionada, más fácil de pasar a primera persona, más parecido a lo que hacen los niños pequeños.

Observando los tiempos de los verbos que emplea (ocurre como en el desarrollo normal), el contenido del lenguaje se refiere primero a cosas presentes y muy inmediatas; más tarde, cuando se va vinculando, aparece el pasado y luego, cuando ya puede diferir el placer, es decir, tolerar algo la frustración, empieza el futuro. Y todavía más adelante, cuando puede imaginar situaciones, aparecería el condicional, «me gustaría»... y el subjuntivo, si ya puede identificarse con situaciones más complejas.

¿Qué valoración hacemos de las ecolalias

En el esquema 9 se muestran los distintos puntos que se pueden valorar de las ecolalias:

¿QUÉ VALORACIÓN HACEMOS DE LAS ECOLALIAS?	
1. Es una alteración grave del lenguaje porque habla por boca de otra persona.	
2. Es mejor que la ausencia de lenguaje.	
3. Nos ayuda a entender algo más al niño y su estructuración.	
4. Se valora	– Lo que expresa. – Si es muy repetitiva tiene la función de impedir la comunicación. – O por el momento que la utiliza, interferir en la situación. – El aspecto más positivo es que hay un entrenamiento de la coordinación de los órganos fonatorios para el habla.

Esquema 9: Valoración de las ecolalias.

Es una forma muy alterada de la comunicación, pero que nos expresa algo, bien por su contenido o bien por la forma o el momento de su utilización, ya que a veces se convierte en una estereotipia verbal con la finalidad de negar la comunicación.

En nuestra experiencia pensamos que, frente a un niño sin lenguaje, sería mejor que empezara a hablar diciendo primero las palabras sueltas y poco a poco se fuera complejizando su vocabulario, sería una forma más natural que implicaría una mejor estructuración de su personalidad, y que de hecho ocurre a veces. Pero si esto no se da y el niño empieza un lenguaje ecolálico, es mejor que quedarse sin habla. Es como estar en un cuarto oscuro o en un cuarto con un poco de luz, pues las ecolalias orientan por dónde va el niño, en qué estadio o momento de evolución está, con quién o con qué aspectos se identifica. ¿Son ecolalias predominantemente de prohibiciones?, ¿son ecolalias de aspectos cuidadores? Cuanta más comprensión logremos de su organización mejor podremos tratar de ayudarlo.

Otro aspecto positivo es que hay cierto entrenamiento de la capacidad de articulación en los niños que utilizan ecolalias, mientras que los que han sido siempre mudos y empiezan tarde a querer hablar, cuesta mucho lograr la compleja articulación de la lengua, boca, labios que supone el lenguaje hablado, y entonces muchas veces es difícil entenderlos.

La articulación

Referente a la **articulación** quisiéramos hacer algunas reflexions sobre los posibles aspectos psicológicos que pueden influir en la **mala vocalización** que a menudo encontramos en algunos niños autistas cuando empiezan a hablar y que en ocasiones persiste durante mucho tiempo. Hemos observado una tendencia a hablar usando sólo las vocales o algunas consonantes guturales. Por ejemplo, un niño que para decir «hola» dice «o-a», es un niño que no hace ecolalias. Otro caso, con bastante vocabulario, decía, por ejemplo, «a-e-i-a» para decir mantequilla, etc. Parece que las vocales son los sonidos más fáciles de pronunciar, pero también nos parece que las consonantes son la conexión, el vínculo que une las vocales, y que para construirlas se necesita la coordinación de la lengua y de los labios. Si consideramos los grandes problemas bucales que aparecen en los niños autistas, dificultad en cerrar la boca, el contacto de la cuchara con los labios, chupar o masticar, o también la tendencia de algunos niños de usar la lengua como un objeto autosensual, cuando hacen una serie de movimientos extraños con ella..., nos parece que la lengua, los labios y la boca en general, pueden haber quedado desinvestidos, o desvitalizados desde su retraimiento o primera desvinculación afectiva, en cuanto a una funcionalidad más normal y esto podría ser la causa de problemas orales.

Dentro del proceso terapéutico de intentar revitalizar la relación del niño con los padres y con nosotros, a veces el niño pequeño empieza a interesarse en explorar la boca (la mayoría de los niños que siguen un desarrollo normal, en el segundo año de vida hacen mucho juego de falda con la madre o personas cercanas en el que la boca está implicada, metiendo los dedos, chupando, mordiendo, haciendo sonidos, etc.) y en este sentido lo valoramos y lo promovemos en el niño autista, tanto por lo que representa de concienciar la boca como un espacio (abierto y cerrado, con sus posibilidades motrices, sonoras, de relación con la lengua, los dientes, con las cualidades de duro-blando, etc.), como para promover una relación de juego, de atención compartida, de disfrute mutuo. Este interés por experimentar y descubrir la boca parece que a veces favorece una sensibilización por el habla y podría incluso ser el inicio del instinto epistemofílico, como una forma de querer saber, qué hay más allá, el interior, ¿de dónde surgen las cualidades maternales?...

También hemos observado cómo hablan, algunos, con la boca semiabierta, como en actitud de sonrisa, lo que no les deja modular bien las palabras. Esto le ocurre a una niña de catorce años, con buen desarrollo cognitivo y adaptación social, con bastante vocabulario pero muy mal articulado. Casi todo su lenguaje espontáneo lo expresa riendo y con una excitación maníaca que intentamos vaya controlando. Esta niña empezó a decir las primeras palabras muy tarde, hacia los nueve años, usando solamente las vocales.

La tonalidad

La tonalidad que usan es variable de un niño a otro, pero generalmente choca por lo raro..., vacío..., falto de emoción... pero quizá no nos tendría que extrañar cuando, en algún caso, las primeras palabras que se le oyen a un niño no van dirigidas a nadie, es como si quisieran que quedaran flotando en el aire, evitando personificar, tanto al emisor como al receptor.

En otros casos, los niños empiezan a emitir sonidos, justamente imitando la música del lenguaje, a veces moldeando las palabras con los labios, incluso sin que se les oiga ningún sonido. Así empezó a hablar un niño de cuatros años imitando el estribillo de algunas canciones o frases.

Algunos ejemplos del proceso del desarrollo del lenguaje en niños con autismo

El niño de cuatro años citado al final del apartado anterior, poco a poco, fue construyendo alguna palabra, pero sin oírse, tan sólo modulando con los labios, hasta que finalmente logró expresarla con sonido. Entonces parecía que le gustaba practicar estas palabras que sabía decir y las repetía muy a menudo. Su educadora, Balbina Alcacer, me hizo ver que estas primeras palabras correspondían a cosas que le asustaban, como coche, agua, piscina y pipí o que le gustaban mucho como música. Seguramente no fue una casualidad que fueran estas cosas, que de alguna forma le afectaban, las primeras que dijo, pues fijaron su interés y entonces su educadora trató de elaborar con él sus temores y alegrías, de forma que pudieran tener una realidad más exterior y así llegó a poder nombrarlas. Luego fue ampliando su vocabulario y sobre todo valoramos que lo hiciera mirando y con aire muy expresivo y comunicativo.

De hecho la aparición del lenguaje se dio después de una mejoría global de su estado autista, por esto resulta difícil referirse sólo a un aspecto. Su evolución pasó por estar más atento a los estímulos externos, comenzó a escuchar y a entender lo que se le decía, con lo que se relacionó más con su madre y paralelamente con su educadora; se estimuló su desarrollo psicomotor y fue apareciendo una cierta capacidad de respuesta como defensa, que se valoró como positiva, frente a la incapacidad de defenderse que había mostrado hasta entonces. Es decir, se fue creando un círculo beneficioso alrededor de él, en el que intervinieron muchas personas y que todas ellas se revaloraron en función de la mayor apertura del niño. Es muy difícil hablar y ser creativo con un niño que no responde y mucho más fácil cuando se conecta con él.

Explicaré brevemente cómo empezó a desarrollar un cierto lenguaje el niño Luis, citado anteriormente. Este niño inició un tratamiento individual conmigo a los tres años y medio. Era muy autista, no decía ninguna palabra, y pasó casi un año sin lograr centrar su atención en ninguna actividad. Cogía cualquier juguete que parecía que le gustaba, lo miraba interesado, pero al poco salía corriendo con él haciendo un sonido hi-hi....como de entusiasmo, luego lo dejaba caer y cogía otra cosa, o se dedicaba a desparramar todos los objetos por el suelo.

Finalmente logré interesarlo en mirar un cuento y luego se amplió hasta cuatro cuentos, pero él quería que los mirásemos siempre en el mismo orden. Se lo aceptaba porque de alguna forma protegía sus defensas obsesivas ya que con la repetición dejaba entrar cada vez más el significado, y pienso que aceptar el sentido de los dibujos es, a veces, una primera forma de simbolización. Digo mirar, pero al principio tan sólo era pasar páginas y deprisa, con lo que no podía ver nada. Poco a poco, a medida que fue empezando a escuchar, pude conseguir que se parara a ver una imagen, que yo le explicaba. Por ejemplo, el cuento del «Patito feo», un patito, los huevos, las gallinas, etc. Luego fui introduciendo secuencias, en las que incluía el tiempo cuando le decía «Y entonces...», y finalmente toda la historia. Él estaba cada vez más interesado por lo que yo le explicaba y me cogía la mano para que le señalara algún dibujo, cosa que yo aceptaba, pero intentaba revertir a que fuera él el que señalara. También la historia al principio se la explicaba muy aséptica y a medida que veía que lo iba aceptando, fui introduciendo más emociones, sentimientos: «Está triste... pobre patito»... o «Malas, las gallinas», etc.

Un día, cuando un globo explotaba en otro cuento, yo paré un poco el relato, diciendo «Y entonces...» y él dijo «Boum»,... fue su primera palabra. A los pocos días empezó a decir «patito», «gallinas», «nenes», pero tan bajito que casi no me atrevía a creerlo. También le hablaba muy bajo porque me daba cuenta de lo frágil que era aquella situación y cómo él parecía vivir con emoción y temor la nueva experiencia de dejar salir las palabras. Luego fue pudiendo nombrar otros animales de madera y sus onomatopeyas, después de pasar por ponerlos de pie, lo que vivía como dejarlos existir en una realidad exterior. A partir de esto, fue aceptando dar un nombre a más cosas y poco a poco fue ampliando el vocabulario; también hacía ecolalias, generalmente con sentido comunicativo como ya he citado antes, y empezó un cierto lenguaje espontáneo, fundamentalmente para hacer demandas, por ejemplo: «¿Un vaso de agua?», «¿Vamos a la terraza?», que curiosamente siempre hacía en tono de interrogación, lo que parece indicar una calidad de tener en cuenta al que se le pide. Este niño, a pesar de todo, sigue siendo autista, pero en otro grado y con otras posibilidades.

¿Qué elementos influyeron en este desarrollo? Pienso que a través de la relación logré interesarlo en los cuentos y me convertí en alguien atractivo, que centraba su atención en una actividad compartida, conteniendo así su dispersión, al tiempo que le ayudaba, dosificándolo, a incorporar el significado, que creo surgía de elaborar las emociones o sentimientos, primero en algo más alejado, como animales del cuento y poco a poco en él mismo, con la posibilidad de que se fuera creando la identificación.

Lenguaje y estructuración del pensamiento

Debido que a los niños autistas la comunicación no les ha surgido de forma espontánea por el hecho de internalizar el cuidado parental, la estructuración del lenguaje en un segundo tiempo, después del bloqueo mental que comporta el autismo, resulta un proceso complicado, que tiene que ver también con la formación del pensamiento, pues sin lenguaje resulta algo muy inconsistente y difícil de organizar. De hecho, todos pensamos mayoritariamente a través de las palabras y escogemos dentro de nuestros pensamientos cuáles ponemos en voz alta para comunicarlos a los demás y cuáles nos guardamos para nuestro mundo interior.

Hemos observado que algunos niños que empiezan a hablar diciendo palabras sueltas, para nombrar o hacer una demanda, al cabo de un tiempo hacen frases ecolálicas, como de superyó benigno mientras hacen una acción positiva. Por ejemplo, Miguel, un niño que nos llegó a los tres años y cuatro meses, autista, sin lenguaje. Iniciamos un tratamiento conjunto madre-niño (el padre trabajaba y podía asistir poco). Empezó a decir palabras sueltas a los seis meses de tratamiento y luego, después de varios meses, al ponerse el abrigo decía: «Miguel ponte el abrigo», o «Tápate que hace frío», o para bajar la escalera, «Ves con cuidado». La madre vino muy preocupada porque le parecía que así el niño no se comunicaba, se hablaba a sí mismo y según ella esto quería decir que el niño no tenía inteligencia. Aquí veríamos cómo las palabras sirven de soporte al pensamiento y a la acción y van configurando su lenguaje interior.

Quisiera citar a un escritor J. A. Marina, que en su libro *Teoría de la inteligencia creadora* dice: «El lenguaje, que comienza siendo un medio de comunicación con los demás, se convierte en un medio para que el niño se comunique consigo mismo, sirviéndole para regular sus acciones...», y más adelante (y siempre hablando de los niños con desarrollo normal), dice:

> El niño comienza hablándose en voz alta, acompañando la acción con la palabra y repitiendo desde su propia perspectiva las indicaciones que su madre le dirige. Los comentarios que el niño se hace le sirven para dirigir su acción, fijar la atención, expresar sus dificultades, darse ánimo o hacerse advertencias. Comienza a emerger un yo ejecutivo, autor, director... que introduce orden en sus propias ocurrencias....

Esta función de poner orden en sus propias ocurrencias es muy difícil, pero también muy necesaria, y los que estamos cerca del niño deberíamos ayudarle. Me refiero a una forma de hablar que también se dio en Miguel (y en otros niños) y que generalmente crea angustia en los familiares o maestros, porque parece un hablar desconectado, por ejemplo, al oírle decir, sin que viniera a cuento, varias frases hilvanadas, como «Los gatos arañan..., el balcón se rompe..., si te caes te matas... a comprar un regalo para la abuela». Todas estas frases parece que se referían a situaciones vividas en el pueblo donde está la abuela y al que van en verano. En este sentido es bueno comentar con los familiares que, probablemente, esto es una forma de recordar, de pensar en voz alta y que se le tendría que recoger al niño en este contexto de ayudarlo a pensar, para que luego, poco a poco, pueda ir poniendo orden y seleccionando lo que quiere decir y no poner en palabras todo lo que le pasa por la cabeza. De hecho, creo que son pasos que se han de ir haciendo, bastante costosos, porque comportan primero ir madurando en el deseo de relación y comunicación con el otro, luego ir aprendiendo sobre la narrativa del lenguaje, al mismo tiempo que va estructurando el pensamiento.

4

Evolución de la interrelación, de la intercomunicación, de la cognición y de la simbolización

De la sensorialidad a la comunicación y a la simbolización

Dadas las dificultades que sufren los niños con autismo con relación al desarrollo de: la interrelación, la intercomunicación, la cognición y la simbolización, parece útil que se repase la génesis y evolución de todo ello en el bebé y el niño cuando estos trastornos no se producen.

Actualmente muchos autores (Brazelton, Cramer, Corominas, Cohen-Sola, Mazet, Negri, Soulé, Stern, etc.) han hecho unas investigaciones experimentales y otros estudios de investigación psicoanalíticos, sobre la formación de los vínculos emocionales a partir de los prevínculos, durante el embarazo, tanto en la mente de los padres como en la interconexión de percepciones vividas por el feto.

El feto, desde el quinto mes de gestación, percibe estímulos exteriores al cuerpo materno. Puede percibir distintos ruidos y también diferentes melodías de voces. Ante esta percepción, el feto responde de forma distinta, lo que indica que tiene una cierta capacidad de discriminación. También es capaz de diferenciar entre los diversos ruidos y voces: la de la madre, que capta por percepciones propioceptivas, es decir, por la transmisión del tono y del ritmo de la voz a través de los órganos internos y vasos de la madre que se transmiten hasta la placenta, y la del padre, pues el feto está preparado para percibir los sonidos graves que vienen del exterior, más que los agudos propios de la voz femenina. Diversas observaciones y experimentos han permitido detectar las reacciones del feto frente a las voces del padre y de la madre y también el reconocimiento que hace de éstas después del nacimiento. Este primitivo reconocimiento es sensorial, pero para ello es de suponer que el feto ha desarrollado una red de enlaces neuronales que le permite hacer unas conexiones y crear unos ciertos vínculos, aunque sea sensorialmente con sus padres. Además, otros estudios han detectado cómo los estados emocionales de la madre influyen de distintas maneras en el feto.

Obviamente estas conexiones se desarrollarán más o menos intensamente según se consiga en mayor o menor frecuencia un diálogo entre los padres, principalmente entre la madre y el feto. Las madres nos explican, y lo hemos podido observar, cuándo y cómo se mueve el feto, qué hace cuando lo toca con la mano a través de palpar su barriga, si ella le habla, si le habla el padre, etc. Estas interconexiones tan primitivas provocan en la madre una serie de fantasías y emociones que la inducen a dar un sentido emocional a las conductas del feto y crean un prevínculo entre ella y su futuro bebé.

El recién nacido normal se relaciona con la madre a través de las sensaciones, percepciones corporales y del contacto emocional o empatía de la madre con las necesidades y ansiedades de él, lo que, a su vez, viene determinado por las vivencias emocionales que la madre ha vivido con sus propios padres, con el padre del bebé y también por las vividas durante el embarazo con su futuro bebé. Tal como hemos descrito en el capítulo 1, el recién nacido integra las sensaciones corporales experimentadas en la relación con la madre con las emociones surgidas de esta relación.

El bebé Jordi, durante las primeras semanas, después de las tetadas, se complacía buscando y manteniendo el contacto de sus mejillas con el pecho. La madre lo observaba y lo favorecía mientras le decía palabras cariñosas y lo miraba tiernamente. Después, cuando la madre lo ponía en la cuna, buscaba activamente el contacto de las mejillas con el contorno del chupete, algunas veces emitía algún sonido y se dormía. La madre decía «a este bebé le gusta más el contacto que succionar».

Al observarlo daba la impresión de que el contacto piel a piel de sus mejillas con el pecho de la madre le imprimía una *marca sensorial* que intentaba reproducir con el contacto del contorno del chupete. Podemos decir que el contacto con el chupete equivalía sensorialmente al contacto, piel a piel, con el pecho, es decir, hacía lo que se llama *«una equivalencia sensorial»* (véase esquema 10). Esto es lo mismo que cuando un niño se duerme con el chupete en la boca, en este caso, en el chupete el niño encuentra la equivalencia sensorial del contacto de los labios y lengua con el pezón o tetilla del biberón.

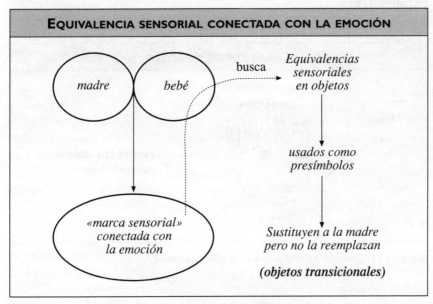

Esquema 10: Equivalencia sensorial con conexión con la emoción.

Un bebé hambriento se pone cosas en la boca y las chupa; muchas veces son objetos redondos, que tienen cierta similitud con el pezón o la tetilla del biberón, como puede ser su propio dedo pulgar. Con ello inicia, tal como dice Winnicot, la creación del **objeto transicional**, es decir, el niño encuentra sustitutos que le permiten sentir la sensación o sensaciones que siente en el contacto con la madre, pero sin estar en contacto con ella. Y de esta manera puede esperar sin desesperarse, por lo menos un rato, la llegada de la madre. El contacto suave que le da el osito de peluche sería también, junto a muchos otros, un objeto transicional.

Esta capacidad del bebé normal, de encontrar equivalencias sensoriales en objetos o en partes de su propio cuerpo y crear los llamados objetos transicionales, la podemos considerar un **presímbolo,** ya que a un nivel sensorial, todavía no mentalizado, un objeto sustituye y representa a otro (esquema 10). Este mismo niño más adelante, cuando sea capaz de representar mentalmente a la madre, de recordarla, cuando ésta no esté, la llamará «mamá», y la palabra mamá será el símbolo que representará al objeto ausente, la madre, que no ve, no oye, ni palpa, sólo la puede recordar (véase esquema 11).

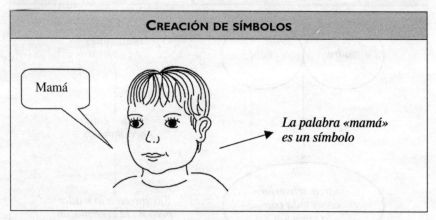

CREACIÓN DE SÍMBOLOS

Mamá

La palabra «mamá» es un símbolo

Esquema 11: Creación de símbolos en los niños normales.

Al observar a Jordi mientras fregaba las mejillas con el contorno del chupete y emitía algún sonido, me di cuenta de que su conducta transmitía una calidez y una emoción que me hacían revivir el momento en que había observado la relación de él con su madre durante la tetada. Esto ponía de manifiesto que Jordi había integrado las sensaciones corporales con la emoción surgida del contacto relacional con la madre y podía reproducirlo a través de la equivalencia sensorial al contactar la mejilla con el contorno del chupete. Me pareció muy diferente de las autoestimulaciones de sensaciones que los autistas hacen con objetos; es algo muy mecánico y de descarga; al observarlo no nos llega emoción, más bien angustia e impotencia. Pone de manifiesto que la equivalencia sensorial, que hacen los niños autistas al conectar con los objetos autistas, tiene una cualidad distinta de las propias de los bebés no autistas debido a que no ha habido una integración de la sensación con la emoción.

El bebé echa en falta a la madre y al contacto de ésta a través de la alimentación y el pecho o el biberón y tal como hemos visto tiene mecanismos para poder esperar y recrear unas sensaciones que le reproducen el cuadro de sensaciones experimentadas con la madre. Esto, en sucesivas experiencias vividas, contribuye a incrementar la tolerancia a la frustración y el sentimiento interno de seguridad, lo que, a su vez, le provoca una sensación de continuidad entre su madre y él.

El niño autista no echa en falta a la madre; la autoestimulación de sus sensaciones, lo que llamamos autosensorialidad, lo mantiene en un mundo en el que no existe la madre, ni se la recuerda, tal como se comenta en el capítulo 1. Y utiliza los objetos autistas, tal como hemos explicado en el capítulo 2, como algo que lo contiene, lo protege y le da una sensación de autosuficiencia; son objetos que reemplazan a la madre, la excluyen, en lugar de sustituirla (véase esquema 12). Éstos, en lugar de incrementar en él la tolerancia a la frustración, la disminuyen, porque, cada vez más, todo ello le produce una sensación interna de vacío y de catástrofe. La autosensorialidad y los objetos autistas no le permiten almacenar dentro de él las experiencias de bienestar recibidas de la madre que le darían un sentimiento de continuidad entre él y su madre y de seguridad en sí mismo.

Diversos estudios sobre niños autistas han demostrado que estos niños, de bebés, se habían saltado la actividad del balbuceo. Parece que el succionar, el juego y el balbuceo están asociados entre sí. Tustin explica el caso de una niña, Susan, a la que ella observa desde el nacimiento: vio que a las tres semanas, mientras chupaba el cordón de su babero, que accidentalmente le había entrado en la boca, hizo un sonido «m-m-m». También hizo este sonido mientras succionaba el pecho y luego el biberón y, nuevamente, al chuparse los dedos, después de mamar. En una ocasión, cuando tenía un año, al salir su madre de la habitación y quedarse sola, Susan cogió la pelota que su madre y ella habían estado haciendo rodar entre ambas, y poniéndola contra los labios comenzó a caminar por la habitación con pasos inseguros haciendo el sonido «m-m-m». La asociación entre el succionar, el balbuceo, el juego y la madre está bien ilustrada, en esta serie de observaciones, como también la capacidad de Susan, al año, de utilizar un sustituto simbólico de la madre ausente.

La capacidad de Susan de utilizar presímbolo, tal como vemos en las observaciones descritas, le facilitó el camino hacia el proceso de simboliza-

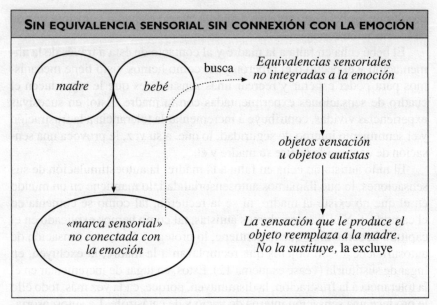

Esquema 12: En los niños autistas no se produce la equivalencia sensorial conectada con la emoción.

ción y de comunicación. Más adelante, esta niña cuando la madre no estaba la llamaba diciendo mamá.

La mayoría de los niños autistas, de bebés no han succionado bien el pecho y no se han chupado ni los dedos ni el pulgar. Recordemos el rechazo a chupar de Bruno (el niño que se describe en el capítulo 1). Tampoco han balbuceado, ni jugado. Tienen un fallo en la capacidad de utilizar presímbolos y de desarrollar el proceso simbólico y la comunicación verbal. El favorecer en ellos la aparición de todo esto es un reto.

¿Cómo favorecer los presímbolos?

Si recordamos la actitud de la madre del bebé Jordi, descrito en el apartado anterior, vemos que, mientras lo alimenta y lo sostiene en sus brazos, le permite un contacto piel a piel con el pecho, le habla cariñosamente, mientras fija, con ternura, su mirada en la mirada del bebé. Es decir, esta madre al relacionarse con su bebé integra una serie de sensaciones, que éste recibe por el tacto, la vista y el oído, a la vez que a través de éstas le transmite calidez y ternura, es decir, también integra las emociones. ¿Y qué hace Jordi? Él introyecta en su interior esta experiencia y la reproduce en su cunita cuando ya no está en brazos de su mamá, buscando el contacto del contorno del chupete, emitiendo un sonido que hace sentir a la observadora la emoción de la ternura del contacto madre-bebé.

Por todo lo que sabemos hasta ahora sobre el autismo, podemos decir que estos niños no han podido introyectar, es decir almacenar en su mente, como Jordi, estas sensaciones de la relación con la madre integradas con la emoción, no porque la madre no las hubiera facilitado. Y si han podido lo han hecho muy levemente, de tal manera que en su interior todo ha quedado tan frágil que un tropiezo en su vida, como puede ser el nacimiento de un hermano o la entrada en la guardería, ha derrumbado sus frágiles conexiones y han tenido que recurrir a la autosensorialidad para sobrevivir y contener las angustias.

Para favorecer la aparición de presímbolos tenemos que ayudar a las madres a relacionarse con sus hijos de tal manera que constantemente conecten las sensaciones que experimenta el niño en su relación con los objetos y las personas, con la palabra y la emoción. Esto es la base del tratamiento que iremos explicando en este libro poco a poco

Bruno, el niño autista al que me refiero en el capítulo 1, cuando su madre se ausentó y quedó al cuidado de un familiar, no pudo, como Jordi, recrear unas sensaciones que le reproducían la emoción de tener algo semejante a la «sensación mamá», sino que no lo podían sacar de su habitación, porque si lo hacían lloraba desconsoladamente. Parece como si se hubiera fijado perceptivamente a las paredes, a algún elemento físico de la habitación al que se agarró como si fuera un objeto autista

La madre de Bruno nos explicó que, durante los dos primeros meses, mientras ella le daba el biberón, él la miraba fijamente a los ojos, «era algo especial cómo su mirada quedaba imantada a mi mirada». Bruno, después de dejar de succionar y de chupar el chupete a los cuatro meses, empezó, hacia los seis meses, sentado en una sillita, a pasar horas mirando fijamente unos lunares de una cortina y más adelante ya tuvo una fijación por los objetos redondos.

En el transcurso del tratamiento, que describiremos en el capítulo 6, pudimos ver que la sensación que le provocaba el fijar la mirada en los objetos redondos, tenía una conexión con el primer contacto con la madre a través de mirarle los ojos, las pupilas redondas. Antes del tratamiento, la fijación de la mirada a los objetos redondos dejaban en él una sensación de redondez igual que los ojos de la madre pero sin la conexión emocional, a diferencia de como ocurría en el caso del bebé Jordi, descrito más arriba, que el contacto de las mejillas con el contorno del chupete le reconectaba con la emoción surgida del contacto con el pecho durante la tetada. Para Bruno la sensación de redondez era también una equivalencia sensorial respecto a los ojos o pupilas redondas de la madre, pero la falta de integración con la emoción surgida de la relación con ella, no permitió que la equivalencia sensorial promoviera la creación de un objeto transicional o presímbolo, sino que la equivalencia sensorial era en sí misma una sensación que reemplazaba al contacto con la madre y actuaba como un objeto autista, descrito en el capítulo 2, en los trastornos de la manipulación de los objetos.

En las observaciones de la conducta de los niños autistas, en nuestro trabajo de investigación y tratamiento en el Centro Carrilet, hemos podido constatar que una actitud terapéutica adecuada en la que, tal como dice Corominas en su esquema psicopedagógico: primero, se verbalizan las acciones del niño; segundo, se verbalizan sus sensaciones y el objeto que las produce, para que sea consciente de lo que hace y siente; y tercero, se verbalizan las emociones que le producen la relación, a través de sus sensaciones, con los objetos y las personas; facilita que se creen conexiones entre las sensaciones que el niño autista siente en el contacto con los objetos y las personas, y las emociones que surgen, lo que favorece la aparición, en él, de presímbolos y lo encauza en el camino del desarrollo del pensamiento y del lenguaje.

Un ejemplo de esto es el caso de la niña Antonia, que llegaba siempre a Carrilet con un objeto duro entre ambas manos, sostenido fuertemente a la altura del tórax; no saludaba, se quedaba en el recibidor, en un rincón, balanceándose, sin mirar a nadie, ensimismada. La tutora, día tras día, iba a buscarla y le describía el objeto, la sensación dura que le provocaba y lo bien que se sentía con esta sensación. Poco a poco, le fue explicando la utilidad real del objeto y le fue ayudando a guardarlo en la cartera explicándole el motivo: «Ahora estás en el colegio con nosotros y vamos a hacer muchas cosas que veras cómo te gustan (le nombraba las distintas actividades previstas para el día)...». Antonia, normalmente, protestaba un poco, pero entonces la tutora la cogía de la mano o en brazos y estaba con ella un rato, manteniendo la misma actitud. Progresivamente fue dejando de entrar con el objeto y empezó a dirigirse directamente a la tutora, sin mirarla, para tocarle el reloj. La tutora le verbalizaba que tocaba el reloj, que era duro, y le transmitía la sensación de estar segura con ella. Poco a poco le fue nombrando la utilidad del reloj, que marcaba la hora de entrada en el Centro. Al final de curso y principios del siguiente, Antonia al llegar tocaba y nombraba el reloj de la tutora, al mismo tiempo que intercalaba miradas al rostro de la tutora, le decía: «Hola» y «Coge», pidiéndole así a la tutora que la cogiese en brazos.

Como se puede ver en este ejemplo la tutora establece una pauta relacional que va repitiendo día a día, de tal manera como si a la niña se le repitieran unas imágenes sensoriales-perceptivas, en forma de vídeo, que aparecen unidas a unas palabras y a unas actitudes afectivas de la educadora, lo que le da un contenido emocional. Al principio la niña no lo captaba, pero poco a poco lo fue integrando.

¿Cómo favorecer la simbolización, el pensamiento y el lenguaje?

Como decía A. Rivière (cognotivista-conductual) al hablar de la naturaleza de los símbolos: «Una peculiaridad importante del mundo humano es su carácter esencialmente simbólico. Nos servimos de símbolos para comunicarnos con los demás y con nosotros mismos, para regular nuestra conducta, para representarnos la realidad y realizar inferencias. Nos relacionamos a través de los símbolos y pensamos sirviéndonos de ellos. Los símbolos no sólo son mediadores de nuestra experiencia, sino que la modifican por completo; la independizan de lo que Bruner ha llamado "la tiranía de lo particular", la desligan del presente y el contexto espacial inmediato, le permiten desbordar los límites de la percepción y la llenan de significantes culturales».

Los niños autistas nos colocan en un espacio donde lo que es, es lo que se percibe; en la relación con ellos se dice que nos atrapa «la tiranía de lo concreto y de lo particular», las experiencias no se pueden recordar, ni anticipar, ni compartir. Sin embargo, esto, en nuestra experiencia terapéutica, nos lo cuestionamos. El reto de los profesionales continúa siendo la dificultad en ayudarlos a que accedan a una comunicación donde el símbolo vincule su mente con la nuestra. Si bien, actualmente, los niños autistas de-

69

sarrollan en muchos casos un lenguaje, a menudo no llegan a alcanzar un pensamiento y un lenguaje realmente simbólicos y se quedan en un estadio mental donde predominan los presímbolos y los signos.

¿Qué son los símbolos?

Podemos decir que los símbolos son *representaciones sobre representaciones*. El niño representa el perro (o, mejor dicho, su concepto de él) cuando dice «Guau», representa la acción de beber (o el esquema que el niño tiene de ella) cuando hace que bebe de la taza vacía. A través de sus acciones y de su *lenguaje* representa sus esquemas y conceptos... Las acciones simbólicas y las palabras *apuntan* o remiten a algo que no son ellas mismas. Para un animal no simbólico beber de una taza vacía es simplemente una acción disfuncional o inútil. Para el simbólico *representa* un significado y tiene una cierta función: una función lúdica (de juego) o una función comunicativa (véase esquema 13). Y cumple esta función gracias a que la acción de beber de una taza vacía representa la de beber de una taza llena.

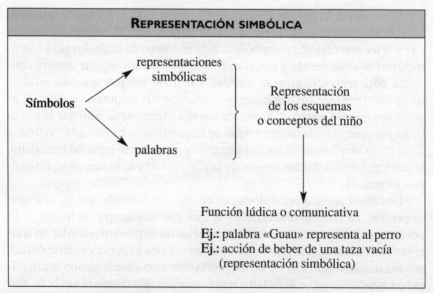

Esquema 13: Representación simbólica.

La propiedad de *apuntar* hacia algo que no son ellas mismas no sólo la tienen las representaciones simbólicas, sino todos los signos... Un signo es todo aquello que «está para alguien en lugar de algo en algún aspecto». Así, el humo del que el animal huye es signo de fuego, el sonido de la campana que provoca salivación al perro es signo de comida. Los niños autistas actúan muchas veces movidos por signos. Una madre explicaba que un niño al ver un árbol de Navidad en un libro se puso a entonar la canción de un anuncio de la televisión en el que salía un árbol de Navidad o al ver un pastel cantaba «cumpleaños feliz». Aquí vemos que el árbol es el signo del anuncio, y el pastel el de la situación del cumpleaños. Un niño sin autismo puede decirnos: «Mira, un árbol como el que sale por la tele». Pero el niño autista lo que hace sin darse cuenta es una **equivalencia sensorial** (Coromi-nas), ya que la imagen del árbol de Navidad, como él la percibe visual-mente, queda enganchada al sonido de la canción del anuncio y cuando el niño autista ve el árbol se pone en marcha en él de la canción del anuncio, sin que sea consciente de ello.

Tal como decía A. Rivière, los símbolos son signos, pero no lo son objetivamente por una relación de causalidad o de contigüidad, sino por una relación de representación. Cabe preguntarnos cómo el bebé accede a la formación de símbolos. En el curso de las observaciones de bebés nor-males hechas siguiendo el método de E. Bick, con N. Abelló, hemos visto algo ya descrito por Piaget: el bebé visualiza, en torno a la preparación de servirle la comida, un escenario de movimientos, de cosas, gestos y vocali-zaciones de la madre que actúan como un signo y que el niño por la casua-lidad y por la contigüidad lo relaciona como comida. Poco a poco, el bebé del conjunto va discriminando objetos y vocalizaciones de sonidos de manera que puede decir *papilla*, cuando ve la papilla, después de haber per-cibido muchas veces la casualidad y contigüidad entre la aparición del plato de papilla y la percepción del sonido *papilla* que emite la boca de su madre, cuando la papilla él la percibe visualmente.

Aquí la palabra *papilla* no se puede considerar una representación sim-bólica, ya que es inducida por elementos de causalidad y de contigüidad. Tiene características de signo, si bien *papilla* significa el plato de papilla y, por lo tanto, también detectamos algo de las características del símbolo. Pero puesto que *papilla* no representa lo que no está, lo llamaremos pre-símbolo. La contigüidad se establece entre una percepción visual y una auditiva; el bebé hace una relación entre la *papilla* que ve y el sonido *papi-lla* que oye. Por eso le llamaremos presímbolo (esquema 14).

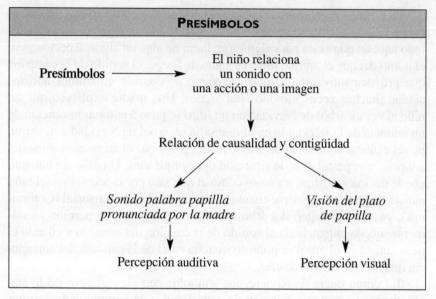

PRESÍMBOLOS

Presímbolos ─────────→ El niño relaciona
un sonido con
una acción o una imagen

↓

Relación de causalidad y contigüidad

↙ ↘

Sonido palabra papilla
pronunciada por la madre

Visión del plato
de papilla

↓ ↓

Percepción auditiva

Percepción visual

Esquema 14: Presímbolos.

El niño realiza originariamente sus primeras acciones simbólicas alrededor de los 12-18 meses, para representar objetos ausentes con funciones comunicativas. Por ejemplo, dice *papilla* sin ver el plato de papilla, para pedir comida y comunicar que tiene hambre. Cuando un niño tiene hambre y no ve el plato de papilla, vive por un momento la no satisfacción inmediata de su deseo y esto le provoca una frustración, es decir un desasosiego. Si es capaz de tolerar la frustración, entonces puede representarse mentalmente la situación, es decir, recordar el plato de papilla y a su madre dándosela, y puede dirigirse a su madre y pedir *la papilla*. La madre, aunque sea receptiva para preparar la papilla, tardará un rato y el niño tiene que aguantar la frustración de la no satisfacción inmediata de su necesidad de comer. Pero si el niño no es capaz de tolerar la frustración, que es el caso de los niños autistas, entonces en lugar de pedir la papilla lo que hace es desconectarse a través de sus estrategias autosensoriales, estereotipias... O bien intenta por todos los medios satisfacer inmediatamente su deseo; coge la mano de la madre y hace que le dé algo, una galleta o un trozo de pan, o puede ingeniárselas para coger él mismo cualquier cosa para comer sin decirlo.

Utilizar el pensamiento y la palabra supone siempre tener que tolerar un tiempo de espera y también la incertidumbre de la reacción del otro, la madre o quien sea. Pues la madre ante la demanda del niño puede o no ser receptiva, puede negarle lo que pide o hacerle esperar mucho. El comunicarse con la palabra conlleva soportar el sentimiento de imprevisibilidad ante la posible respuesta del interlocutor. Además, el niño que es capaz de utilizar el lenguaje simbólico, al decir mamá en ausencia de la madre, no sólo es capaz de tolerar la frustración que le provoca la ausencia de la madre sino que tiene la vivencia de que la madre es una persona separada y diferente de él y de que él es alguien que siente sus propios deseos y necesidades, es decir tiene un sentimiento de sí mismo. El desarrollo de la capacidad simbólica le permitirá más adelante jugar y representar en el juego diferentes personajes. Cuando haga de mamá en el juego dirá: «Hago como si fuera mamá», es decir en el juego será capaz de hacer de mamá, por ejemplo se pondrá los zapatos de su madre y «hará de mamá», «como si fuera mamá».

Vicisitudes del niño autista en la formación del símbolo. Técnica para su desarrollo y dificultades

Los niños autistas tienen dificultad de «hacer como sí». Muchas veces su juego, cuando existe, es muy imitativo, es la reproducción literal de lo que dramatiza, «no hacen como si fueran...», lo que pasa es que sienten que «son mamá». Antonia, la niña citada en este capítulo, un día que la tutora intenta que los niños jueguen a cocinar con verduras y frutas, lo hace todo exactamente como si fuera real, no admite que se le diga que hace como si fuese mamá o la cocinera de Carrilet. Ella dice que es mamá o la cocinera, no admite el aspecto lúdico ni los elementos de ficción. Por lo tanto su acción no se puede considerar un juego simbólico. En realidad, Antonia está confundida con el personaje del papel del juego, y su juego más que un símbolo es una **ecuación simbólica,** ya que hay una confusión entre el objeto representado y el representante. Otras veces, en una situación semejante al juego citado, el niño autista hace una «equivalencia sensorial», por ejemplo, si se pone los zapatos es mamá porque ve los zapatos de mamá en sus pies.

El niño con un desarrollo sin dificultades pasa por una primera fase que organiza presímbolos, luego inicia el llamado juego simbólico pero, al prin-

73

cipio, en algún momento puede tener una cualidad de ecuación simbólica, para luego evolucionar, rápidamente, hacia un verdadero juego simbólico. Este proceso es importante conocerlo bien, para poder detectar en la escuela el nivel del desarrollo simbólico de un niño y diferenciar a los niños autistas y con síndrome de Asperger de los otros (véase capítulo 5).

Sergio, cuando entró en el Centro Carrilet a los cuatro años, en situaciones de alegría o enfado hacía muchas estereotipias o movimientos estereotipados con los dedos y las manos; a veces utilizaba un dedo y apuntaba hacia alguien en medio del movimiento estereotipado. La tutora le verbalizaba las acciones, le conectaba con la emoción que parecía vivir y también verbalizaba el nombre de lo que, o a quien, parecía apuntar con su dedo.

A raíz de un cambio de grupo (tutora, aula y compañeros), su actitud se vio muy alterada. Sergio acusó este cambio de forma exagerada, perdió totalmente su rutina y a pesar de conocer a las tutoras, el espacio y los compañeros, parecía estar totalmente desubicado, estaba totalmente excitado. Mostraba en sus actuaciones como si se sintiera caer, continuamente ante cualquier demanda que se le hacía se tiraba al suelo desde su silla (externalización de la ansiedad catastrófica vivida a raíz del cambio (véase capítulo 2), o se estiraba en el suelo buscando las esquinas de la habitación, o la raya de separación entre el suelo y la pared. Su desconcierto era tal que, aunque las tutoras creían entender lo que le estaba pasando, en ocasiones era como si les contagiara su estado; se sentían tan vacías como él.

Se acentuó muchísimo su comportamiento de jugar con su saliva, la ponía en todas partes, sobre todo en juguetes que tenían un pequeño hueco donde dejarla; también empezó a mojar con saliva un teatrillo de madera que tenía manchas de pintura de distintos colores. Los mojaba con saliva y luego, con la saliva coloreada, hacía una nueva mancha en otro lugar. Se le verbalizaba exactamente lo que hacía sin hacerle ningún reproche por ello, simplemente se le daba nombre a su acción: *Sergio moja con saliva el color rojo y luego lo pone en otro sitio*. Al mismo tiempo iba haciendo agujeros en las paredes cercanas a las puertas del aula, siguiendo el mismo funcionamiento mojando y ablandando el yeso de la pared con saliva. La actitud de las tutoras siguió siendo la de verbalizar sus acciones y, al mismo tiempo, avisarle de que un día taparían aquellos agujeros con yeso para que todo quedara bien, ya que la clase no podía quedar llena de agujeros, que era posible arreglarla. Con esta actitud de verbalización se pretendía que Sergio pudiera conectar su acción con el significado de las palabras y tomase conciencia de lo que hacía. Se le permitió porque las tutoras comprendieron, al ver que iba de un sitio a otro haciendo agujeros y tapándolos con saliva, que Sergio, incapaz de representarse mentalmente el cambio de clase y poder conectar con los sentimientos de pérdida, lo que hacía era externalizar por la acción de hacer agujeros, el vacío que experimentaba con el cambio de clase, de tutora y de compañeros. ¿Por qué los tapaba con su saliva? Era una maniobra de indiferenciación (véanse capítulos 1 y 2) en la que extendía una parte de él, la saliva, fuera de él. Así todo era como él y así se borraba la separación entre él y los otros y no había vacío. Se vio que la verbalización de la acción tenía un cierto efecto de contención, pues Sergio paraba de hacerlo o lo hacía menos compulsivamente.

Cuando dibujaba en el papel también hacía agujeros. Ensalivaba la punta del lápiz y pintaba con fuerza sobre un mismo lugar. Se ponía saliva en el dedo y luego también la ponía encima de su garabato, hasta que ablandaba el papel y hacía un agujero, entonces rompía la punta del lápiz y cambiaba de color (dibujo 1). Iba haciendo esto repetidamente hasta que se cansaba. Aquí la actitud de las tutoras era de verbalización y de aceptación de aquello ya que comprendían que era lo único que les podía mostrar: con los cambios de color mostraba su sensación de cambio; lo agujereado que se sentía por la vivencia del cambio lo externalizaba por la cantidad de agujeros que hacía. La verbalización de las tutoras iba acompañada de diferentes comentarios según cual fuera su actitud, pero siempre iba orientada hacia la valoración positiva de aquello que Sergio hacía, dándole al mismo tiempo un significado «escolar»: *Sergio ha pintado con el color rojo..., verde, y ha hecho diez agujeros*.

Con esta actitud de las tutoras, Sergio dio muestras de sentirse cada vez

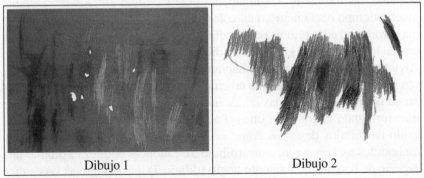

| Dibujo 1 | Dibujo 2 |

Figura 2: Dibujos realizados por Sergio.

mejor. Lo expresó con cara de estupefacción primero, como de no entender qué pasaba y con una sonrisa de satisfacción más adelante. Poco a poco dejó de ensalivar los papeles y las cosas para ir poniendo saliva en las diferentes partes de su cuerpo. Las tutoras siguieron verbalizando sus acciones y dando nombre a las partes de su cuerpo que eran señaladas con su saliva. Les parecía que era la manera que tenía Sergio de concienciar las distintas partes de su cuerpo y reconocerse a sí mismo, y le ayudaban en ese reconocimiento poniendo las palabras: *Sergio pone la saliva que sale de su boca en la rodilla derecha..., en la rodilla izquierda,* etc.

Más adelante, en el papel ya no ponía saliva, ni rompía las minas de los lápices para poder cambiar de color. Empezó a hacer pequeños trazos de forma persistente con cada color; además hacía *collages* con papeles que recortaba, que tenían la misma composición o estructura que sus dibujos: pequeños trozos de papeles de distintos colores repartidos por todo el espacio. Se le fue verbalizando eso. La excitación iba calmándose y el vacío llenándose. Empezó a compartir con sus tutoras la emoción y la alegría por sus trabajos realizados y por sus acciones. Entre el niño y sus tutoras se creó una complicidad y se estableció un vínculo emocional.

Más adelante, Sergio utilizaba distintos colores y luego pintaba en negro encima de uno de ellos. La actitud de las tutoras, además de verbalizarle lo que hacía, era de preguntarle con aire de sorpresa... *Sergio, ¿dónde está el color azul?, ¿NO ESTÁ?, ¿está escondido?* etc. (dibujo 2). Sergio empezó a llamar la atención de las tutoras cuando iba a dibujar. Le gustaba el juego que se estableció entre ellos, con relación a dibujar, tal como hemos descrito sobre el dibujo 2. Las tutoras le verbalizaban su agrado y satisfacción que él demostraba con una sonrisa amplia y expresiva. Más adelante, las tutoras le preguntaban: *¿Qué hay aquí escondido?* Durante mucho tiempo decía negro o un color cualquiera, o bien no respondía. Un día sorprendió a las tutoras porque dijo *Nene aquí bajo* (dibujo 3). Entonces una de las tutoras le dijo que iban a dibujar un nene entre los dos (dibujo 4). Algunas veces que las tutoras habían dibujado alguna cara, él la tachaba, otras veces sonreía y la dejaba tal cual. A raíz del dibujo 4 empezó a escribir su nombre con todas las letras; antes lo hacía dejándose alguna letra o transformando el trazo de otras. Pasados unos días, continuando con el estilo de dibujos descritos como el 3, Sergio dice a las tutoras que hay escondidos *un barco y un nene.* (dibujo 5). Entonces empieza a dibujar una especie de barcos con un punto negro (dibujo 7) que él algunas veces dice que es *un nene* y otras que es un *un Viki.* Las tutoras, extrañadas, preguntan a los padres si saben a quién se refiere y éstos les informan de la gran pasión de Sergio por el barco de Viki el vikingo, juguete que tiene y al que se aficionó con los dibujos animados.

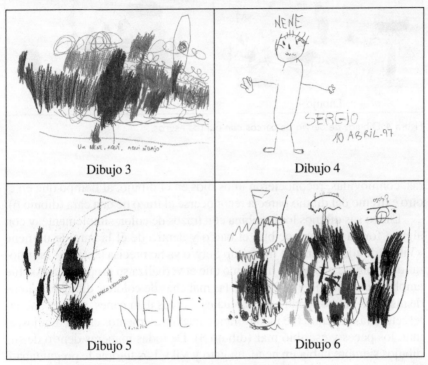

Dibujo 3

Dibujo 4

Dibujo 5

Dibujo 6

Figura 3: Dibujos de Sergio representando un niño y un barco.

Las tutoras siguieron verbalizando y añadieron comentarios del estilo *¡Oye! Esto no es el Viki, esto es un punto negro.* Sergio se reía contento y las tutoras le nombraban su alegría y risa un tanto burlona y llena de complicidad y satisfacción, a la vez que ellas se sentían muy satisfechas. En este momento las tutoras y Sergio ya compartían no sólo el juego, que se estableció alrededor de los dibujos, sino también la emoción que surgió de esta relación.

Fueron verbalizando y dando nombre, o preguntándose o preguntándole cosas sobre sus dibujos: *Esto parece un barco, esto una redonda verde... un chupa-chup... unos ojos... una cara...* Hasta que un día, dando respuesta a una de las preguntas de las tutoras, Sergio dijo: *Ojos.* Las tuto-

77

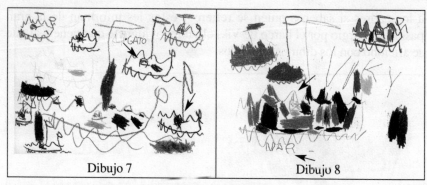

Dibujo 7

Dibujo 8

Figura 4: Dibujos de Sergio de barcos con puntos negros.

ras, conmovidas, reconocieron unos ojos en el dibujo, al tiempo que en el otro extremo del dibujo parecía reconocerse el trazo de una cara (dibujo 6).

Luego sus dibujos los combina con trazos de color, simplemente, y con alguna forma ya reconocible: el barco y dentro de él la cara de un nene «Viki» (dibujo 7). En este momento Sergio ya no precisa tanto que las tutoras den nombre a lo que él hace sino que él verbaliza su propia idea. Así fue ampliando su dibujo y en lugar de las manchas de colores, dibujaba barcos de distintos colores dentro de los cuales a veces iban nenes, a veces animales, etc. Más adelante fue incorporando nuevos elementos en sus dibujos, el mar, los peces y escribió mar (dibujo 8). De todas maneras dentro de sus dibujos siempre había un nene, un gato y Viki. Las tutoras le preguntaban: *Y a Sergio ¿no lo dibujas?* Pasado un tiempo en algún dibujo dijo que estaba Sergio y además incluyó a su familia y a veces a los niños de su clase. También cambió el elemento de transporte, en lugar de un barco dibujo un coche o un avión, etc. Las tutoras vivieron con satisfacción la evolución de la comunicación de Sergio y compartieron la gratitud con él.

El proceso evolutivo del dibujo de Sergio nos parece una bonita muestra de la evolución del proceso simbólico de este niño autista. Hay una evolución desde la autosensorialidad cuando se ensalivaba los dedos y hacía agujeros, a la representación simbólica de sí mismo dentro del barco. Llama la atención cómo elabora el dibujo a través del objeto ausente: con el color tapa lo que no se ve. Y a través del juego, con las tutoras, de pensar en lo que está escondido llega a representarse a sí mismo gráficamente, es decir simbólicamente.

5

Diferentes niveles del trastorno autista. Cómo detectarlo en el aula y en la guardería

¿Qué queremos decir con diferentes niveles del trastorno autista?

El seguimiento terapéutico y el diagnóstico de niños autistas nos ha permitido aprender que hay diferentes niveles de funcionamiento autista, que dan lugar a manifestaciones conductuales de características autistas más o menos evidentes.

De acuerdo con la clasificación diagnóstica DSM-IV citada en el capítulo 1, el síndrome de Asperger, pensamos que lo podemos entender como el resultado de un funcionamiento autista más leve que el del autismo propiamente dicho o síndrome de Kanner, o bien como una buena evolución de éste. Pero ya desde hace muchos años se han observado diferentes formas de autismo infantil

Klein (psicoanalista), en 1930, antes de las publicaciones de Kanner y Asperger, publicó el caso de Dick, un niño de 3 años al que, actualmente, se le diagnosticaría autismo. Ella lo clasificó como una inhibición del desarrollo mental, y puso el acento en la detención del desarrollo simbólico. La descripción del tratamiento, de este caso, pone de manifiesto la evolución de este niño tanto en el aspecto relacional como en el proceso simbólico: lenguaje, juego y pensamiento.

Es sorprendente la intuición de Klein que ya en 1930 apuntó en el sentido que hoy en día las investigaciones nos señalan, puesto que desde distintas orientaciones teóricas se coincide en lo de la detención del desarrollo mental y del proceso simbólico. Además ambas tendencias, la psicoanalítica y la cognitivista-conductual, creen que hay un continuum evolutivo entre el síndrome de Kanner y el de Asperger. Es decir, se empieza a creer en las posibilidades de evolución del autismo, aunque determinados neurólogos adheridos a la teoría más organista lo ponen en duda y difunden la idea de un trastorno irrecuperable lo que hace que la palabra autismo tenga una resonancia muy alarmante.

En contraposición a los neurólogos más organicistas, los psicoanalistas y psicoterapeutas psicoanalíticos han podido investigar a través de su actividad terapéutica, que una persona, sea niño, adolescente o adulto, puede tener un funcionamiento mental autista, lo que repercute en su sociabilidad, aprendizaje y capacidad de inserción en el mundo laboral, sin ser clínicamente un autista. Esto es importante, ya que la detección precoz, en la escuela, de niños con funcionamiento autista ayuda mucho a prevenir un trastorno grave de la personalidad en la edad adulta. En este capítulo trataremos de explicar los indicadores en la conducta de los niños dentro del aula en la escuela para detectar lo que llamamos distintos grados de autismo y que abarca desde el autismo propiamente dicho o **síndrome de Kanner,** pasando por el **síndrome de Asperger** a los niños que llamaremos **indiferenciados con núcleos autistas** que son los que tienen un funcionamiento autista sin serlo.

Además, en los últimos años, distintos investigadores (Bion, Brazelton, Trevarthen, Stern y otros) desde diferentes visiones, psicoanalítica, pediátrica, neurológica e investigación psicoanalítica, al estudiar la interacción del bebé con la madre, han visto que tiene mucha importancia el establecimiento de una interrelación de sintonía, de tal manera que la madre tenga la función de regulación de estímulos, emociones, etc., del bebé.

El National Center for Clinica Infant Programs ha publicado una clasificación diagnóstica: 0-3, en la cual se incluyen los llamados **trastornos de regulación** pues se ha visto que hay niños muy hipersensibles y que su hipersensibilidad les provoca unas conductas de desregularización, impulsivas, irritables, de retraimiento, etc., en las áreas motrices, fisiológicas, sensoriales y emocionales, etc. Estos niños pueden ser retraídos, ensimismados e incluso pueden hacer algún movimiento estereotipado. Se los debe diferenciar de los autistas. Sin embargo son niños muy delicados que necesitan un trato adecuado porque tienen el riesgo de sentirse poco comprendidos y frustrados por el medio que los rodea, lo cual desencadena en ellos alteraciones cada vez más patológicas.

El National Center for Clinica Infant Programs está compuesto por profesionales especialistas en el campo de la psicología de todo el mundo que se dedican a profundizar, investigar y validar una clasificación diagnóstica de los trastornos de la primera infancia basada en el estudio evolutivo de los niños. Han visto que en los llamados niños autistas algunos evolucionaban más que otros y que era necesario quitar hierro a la palabra autista. Por eso ellos hablan de niños con **trastornos multisistémicos** del desarrollo que dividen en tres niveles para poder diferenciar la gravedad y el pronóstico en niños autistas y en niños con rasgos autistas.

Otro punto que hay que clarificar es qué se entiende por **psicosis infantiles** y qué relación tienen con el autismo. En el campo de la psiquiatría de adultos se entiende por psicosis la pérdida de contacto con la realidad. En psiquiatría infantil se emplea este término para denominar a los niños con un trastorno de no contacto con la realidad. Visto así, el autismo infantil podría ser la psicosis más primitiva, ya que así se considera entre el ambiente psicoanalítico. A. Rivière (cognitivista-conductual), fallecido en el año 2000, en uno de los últimos congresos sobre autismo en que participó, opinó que se debería introducir en la clasificación diagnostica DSM-IV el apartado de Psicosis infantil, ya que consideraba que algunos niños afectados de autismo o de síndrome de Asperger al evolucionar tenían un pensamiento que recordaba al del paciente psicótico, que presenta una psicosis en la preadolescencia o más adelante.

En resumen, tenemos que tener presente que hay niños con un trastorno autista muy grave, pero hay otros muchos cuyo trastorno es más leve e incluso muy leve. En conclusión podemos decir que la presentación del cuadro clínico del autismo o del de rasgos autistas puede ser muy polimorfa. A continuación trataremos de dar unas pautas de detección de los diferentes niveles y tendremos más en cuenta los puntos que le pueden ser útiles a un/una maestro/a en el aula, para hacer una detección de los trastornos que venimos comentando, lo antes posible. Sin pretender que se llegue a hacer un diagnóstico diferencial de los distintos cuadros clínicos que hemos ido mencionando, lo cual, obviamente, es una tarea que corresponde al especialista.

Cuadros clínicos en cuya base hay un funcionamiento autista

Todos los cuadros clínicos enunciados en el cuadro siguiente (véase esquema 15) tienen en su base un funcionamiento mental autista.

FUNCIONAMIENTOS MENTALES QUE PUEDEN DESARROLLAR AUTISMO SI NO SE TRATAN ADECUADAMENTE
• Síndrome de Kanner • Síndrome de Asperger • Otras formas de autismo • Síndrome de Rett (véase capítulo 1) • Trastorno multisistémico del desarrollo • Niños psicóticos • Niños indiferenciados con núcleos autistas • Niños con un trastorno de regulación

Esquema 15: Patologías que pueden desarrollar autismo.

En el apartado siguiente, en el que se exponen unos puntos que hay que observar en el aula, no se hace referencia al síndrome de Rett y al trastorno multisistémico del desarrollo, ya que se trata de puntos que sirven de pauta para un/una tutor/a en aula y no para hacer un diagnóstico diferencial. El síndrome de Rett es una alteración neurológica; se presenta como el autismo con muchas estereotipias de las manos, las cuales tienden a fregarse o entrecruzarse; además son niños que tienen convulsiones y un retraso psicomotor. El trastorno multisistémico abarca niños que están entre los que nosotros llamamos niños indiferenciados con núcleos autistas, el síndrome de Asperger y el síndrome de Kanner o autismo propiamente dicho. Tampoco se mencionan los niños con un trastorno de regulación, puesto que consideramos que no es seguro que tengan un funcionamiento autista; sin embargo, vale la pena que el/la tutor/a esté alerta ante unos niños muy hipersensibles y con trastornos de atención o de irritabilidad tal como hemos señalado anteriormente.

Puntos que hay que observar en el aula para la detección de los niños autistas y de los niños con funcionamiento autista

Detección de los niños autistas y de los niños con funcionamiento autista:

1. Alteración de la interrelación y de la comunicación.
2. Alteración de la relación con los niños.
   - ¿Cómo reaccionan estos niños cuando los otros niños acaparan la atención del/de la tutor/a?
3. ¿Cómo se siente el/la tutor del aula o cuidador al relacionarse con estos niños?
4. ¿Qué observa el/la tutor/a al valorar la capacidad de simbolización del niño?
   - ¿Qué detecta el/la tutor/a al observar la manipulación de los objetos y el juego del niño?
   - ¿Qué detecta el/la tutor/a al observar el lenguaje del niño?
   - ¿Qué detecta el/la tutor/a al observar el dibujo?
   - ¿Qué observa el/la tutor/a en el aprendizaje de la lectura y escritura?
5. ¿Qué detecta el/la tutor/a al observar la psicomotricidad del niño?
6. ¿Qué detecta el/la tutor/a al observar la atención y la actitud frente el aprendizaje?

Alteración de la interrelación y de la comunicación

1. Deterioro significativo de la aptitud para establecer una relación emocional y social con el cuidador o tutor/a. Son niños emocionalmente impenetrables. (Síndrome de Kanner o autismo propiamente dicho.)
2. Deterioro significativo, pero no falta la aptitud para establecer una relación emocional y social con el cuidador o tutor/a. (Otras formas de autismo, síndrome de Asperger, psicosis.)
3. Deterioro de la aptitud para establecer una relación emocional y social con el cuidador o tutor/a, dado que existe un fallo en el proceso de diferenciación y discriminación en la relación interpersonal. Son niños demasiado «sociables», se van con cualquiera, no diferen-

cian los objetos claramente por sus funciones. (Niños indiferenciados con retraso de lenguaje, niños psicóticos.)

Alteración de la relación con los niños

1. No se relacionan con los demás niños, es como si éstos no existieran. No los imitan. La actividad de los niños les puede inducir a movimientos estereotipados, parece que se enganchen a los otros niños a través de las estereotipias, y otras veces los impulsa a alejarse, ensimismándose en sus propios movimientos. (Síndrome de Kanner y otras formas de autismo.)
2. Se relacionan con los demás niños como si fueran utensilios para llevar a cabo sus intereses restringidos. Rompen fácilmente la relación si los niños no siguen sus ideas rígidas, con agresividad o sin ella. Pueden imitar, pero no les interesan las actividades de los otros niños. (Síndrome de Asperger y psicosis.)
En los grupos 1 y 2 de este apartado los niños que sufren los trastornos mencionados no se relacionan con los demás niños porque no pueden llegar a anticipar la respuesta que van a darles, no pueden confiar en que se comporten como el niño autista espera; es decir, que tendrán una actitud repetitiva e invariable. Más bien los evitan porque son elementos persecutorios que invaden su espacio y dan significados que ellos no toleran. A veces los niños autistas provocan con su acción conductas repetitivas en los otros; es una manera de utilizar al otro como si fuera un objeto accionado de forma indiferenciada, y decimos indiferenciada porque no hay pensamiento que vincule las acciones de dos niños.
Los niños psicóticos tienden a provocar en los otros sus estados anímicos y buscan, aunque de forma inconsciente, que los otros actúen, es decir, dramaticen en sus acciones la trama de estados anímicos que ellos sufren, de tal manera que el otro se convierte en su «gemelo» y él se libera del sufrimiento que le producen sus estados anímicos. Por ejemplo, Manuel es un niño psicótico que vive aterrado por la sensación de caerse en el vacío y tiene pánico de bajar por el tobogán, en el patio vemos que arrastra a Pepe hasta que consigue que éste baje por el tobogán llorando, mientras que Manuel lo mira complacido. Cada día Manuel provoca a Pepe para que éste repita y repita la acción de bajar por el tobogán.

3. Se relacionan con unos intercambios muy pobres y a menudo prescinden de ellos. Imitan a los otros niños de forma muy mimética. (Niños indiferenciados con núcleos autistas.)

¿Cómo reaccionan estos niños cuando los otros niños acaparan la atención del tutor/a?

Tal como dice Alcacer, tanto los niños con autismo como los que sufren una psicosis, **no toleran a los otros niños** sobre todo cuando éstos acaparan la atención del tutor/a. Es decir, cuando en el niño se despierta lo que oficialmente se entiende por celos. Los maestros suelen definirlos como celosos e intolerantes al captar que cuando dirigen la atención en otro sentido que no sea hacia ellos, no lo toleran: se desconectan o agreden. Si decimos otro sentido es porque no sólo son «celos» de una persona sino que también ocurre si la atención del tutor/a se dirige a un objeto o a una situación. Es decir, necesitan sentir que el adulto está imantado o enganchado sensorialmente a ellos, en el caso de los niños que padecen autismo, o que ellos ocupan todo el espacio mental del adulto, en el caso de los niños con psicosis. Este «necesitan sentir» que hemos comentado no es un pensamiento sino más bien un mal funcionamiento de uno mismo (como, por ejemplo, un tic), es decir, es como si una parte del cuerpo les funcionara de una manera inesperada. Así por ejemplo, cuando el tutor/a mira, atiende a otro niño o a algo, se sienten «sin cabeza», sin aquel aparato o instrumento que da órdenes y vincula. Por su estado de indiferenciación, la cabeza del/de la tutor/a es su cabeza, la de ellos. En este momento es cuando ponen en marcha sus maniobras autistas, recuperan su estado de no significado, mediante sus estereotipias, o hacen maniobras de indiferenciación: poner la boca abierta y salivar, sin que exista una diferenciación entre dentro y fuera; se muerden o agreden a los otros...

¿Cómo se siente el tutor/a del aula o cuidador al relacionarse con estos niños?

1. El tutor/a al acercarse al alumno siente que no consigue llegar a conectar, siente que llegar a él es algo inaccesible. Lo define como un alumno especial que «va a la suya, no hace caso y no sabe si es provocativo». No sabe cómo actuar, se siente solo e impotente, sin

capacidad de imaginar, ni pensar. El niño lo desespera porque se siente perdido y vacío para ejercer su función de enseñar. El tutor/a nota que es una parte del cuerpo del niño: la mano, la cabeza, etc. (Síndrome de Kanner y otras formas de autismo.)

2. El tutor/a no consigue entender al alumno, en cuanto a su manera de ser. Siente que éste no establece un vínculo afectivo o si lo establece es muy raro. Ve que el niño/a es muy sensible a un trato muy próximo, pero a la vez es escurridizo, se le hace inaccesible aunque en algunos momentos parece estar muy pendiente de su actitud. Todo ello y el hecho, de que el niño/a tiene un lenguaje poco alterado o casi normal, a veces demasiado erudito o tecnificado, y unas habilidades con las que, aunque sean restringidas y obsesivas, da muestra de ser inteligente e incluso mucho en determinadas áreas, hace que el tutor/a piense que el niño no es autista y pueda creer que es un niño **superdotado.** El tutor/a se siente impotente por la dificultad de empatizar con él, ya que tiene una mirada rara y se relaciona sin tener en cuenta al otro, como si no comprendiese el mundo del intercambio emocional a pesar de dar muestras de ser inteligente y de establecer relaciones, aunque no muy intensas, con los adultos y compañeros. (Síndrome de Asperger, psicosis.)

3. El tutor/a se siente invadido y agobiado por la actitud invasora, inestable, hiperactiva y a veces agresiva del niño. El cual se relaciona de forma discordante (psicosis).

4. El niño establece una relación tímida o invasora, pero se le nota perdido. El tutor/a se siente desorientado, no sabe si el niño entiende o no, y no sabe cómo captar su atención de forma continua, se siente agobiado por la dispersión del niño, por la tendencia a la hiperactividad y por las actitudes que muestran una indiferenciación en la relación con las personas y los objetos. No cree que sea autista porque establece un vínculo de mucha dependencia con el adulto y mantiene una cierta relación con los demás niños. El niño parece esperar que el tutor/a lo haga todo. Tiene un retraso de lenguaje o un lenguaje incomprensible que dificulta que se le entienda y sea entendido, aunque parece que él se esfuerza por hacerse entender. (Niños indiferenciados con nucleos autistas.)

¿Qué observa el tutor/a al valorar la capacidad de simbolización del niño?

Observación del tutor:
1. Manipulación de objetos y juego.
2. Lenguaje.
3. Dibujo.
4. Aprendizaje de lectura y escritura.

A. **¿Qué detecta el tutor/a al observar la manipulación de los objetos y el juego del niño?**

1. Manipula las cosas de forma estereotipada, no por su función. Lleva en sus manos unos objetos que no deja que se los quiten, ni los da; son sus posesiones, con los cuales puede hacer movimientos estereotipados. (Objetos autistas, véase capítulo 2.) Puede ser que ponga los objetos uno al lado del otro, sin dejar espacio, como haciendo filas. Puede sacar y poner un objeto de forma repetitiva de un lugar o cavidad. No realiza un juego simbólico a solas o con los otros niños. Con el adulto puede parecer que imita el juego simbólico por un instante. También puede ocurrir que el juego del adulto provoque que el niño se evada con sus estereotipias. Se aparta de los niños cuando éstos juegan, y se evade en su mundo lleno de autosensorialidad (véase capítulo 2). (Síndrome de Kanner o autismo propiamente dicho, y otras formas de autismo.)
2. Pueden manipular los objetos de forma estereotipada o no. Pueden tener necesidad o no de poseer objetos autistas. Suelen alinear los objetos y hacer clasificaciones, a su manera. Tienen un inicio de juego simbólico que no es creativo, pues tiene unas características de rigidez y conductas repetitivas y obsesivas. Pueden organizar con objetos una trama de juego que aparente ser muy creativo, pero al observarlo con detenimiento vemos que es sólo una puesta en escena de algo que les interesa de forma obsesiva, rígida, que no permite comunicación con los otros niños, ni con el adulto. Por ejemplo un niño que juega con coches, circuitos de coches, garajes etc., vemos que monta unos circuitos muy variados aparentemente, pero que la aparente riqueza de circuitos responde al establecimiento de unas normas de circulación, clasificación de los coches

siempre igual, rígida, particular, y que si alguien juega con él tiene que hacer exactamente lo que él dice y hace, y siempre igual; muchas veces calcado de la realidad, o de las situaciones cotidianas vividas por él. Al final uno se da cuenta de que es como una estereotipia y de que tiene algo de parecido a un objeto autista sólo que aparentemente más elaborado y algo simbólico en apariencia. Decimos algo simbólico en apariencia, pues si nos remitimos al capítulo 4 vemos que no es un juego simbólico realmente sino que está en la fase de ecuación simbólica o de equivalencia sensorial. Es un juego concreto, en el que lo que se representa no está ausente, porque el juego es la copia de una realidad aplastante. Falta de imaginación y de la capacidad de representar en el juego escenas que ponen de manifiesto la capacidad de empatizar con los demás, de ponerse en la piel del otro (véase capítulo 2, juego). (Síndrome de Asperger, psicosis.)

3. Los objetos son proyectiles que el niño utiliza para descargar su agresividad. Puede tener un juego simbólico con tendencia a ser más una ecuación simbólica que un símbolo. La niña que juega a ser mamá está convencida de que es una mamá, no admite que «hace como si». Lo mismo el niño que juega a ser un león, es un león, no vale el «hacer como si fuera un león». (Esto es normal en niños menores de 3 años si es de forma no constante, sólo en algunos momentos pues todavía están en el proceso de adquisición de la capacidad de simbolización, es decir, de representación mental del objeto ausente. Pero un niño normal establece vínculos emocionales adecuados con los demás, niños y adultos, lo que le diferencia de los niños con trastornos patológicos.) Tienen una cierta capacidad de imaginar pero tienden a confundirse con el personaje que «imaginan».
   El juego puede ser muy caótico, lleno de destrucción; empieza y termina rápidamente, debido a la destructividad, sin alcanzar ningún significado. Los niños tienden a meterse en el juego de los otros niños para destruirlo y no para colaborar. No siguen las normas del juego (niños psicóticos, niños indiferenciados con núcleos autistas).

4. Estos niños tienen un juego simbólico pobre, más bien imitativo del juego de los otros niños. Si el adulto juega con ellos siguen el juego con tendencia a la confusión con el adulto. Necesitan de su apoyo y de su iniciativa para jugar. Pueden estar en medio del juego de

los otros niños con pasividad, retraimiento y poca participación. En otros casos su hiperactividad no les permite atender y seguir el juego. Pueden interferir el juego de los otros niños con sus payasadas, su manera de estar y de llamar la atención, porque no saben seguir el hilo del juego y las normas de los niños en el juego. Tienen poca imaginación con tendencia a confundirse con el personaje que «imaginan» o bien se los ve con dificultades de empatizar y de ponerse en la piel del otro, sin que eso sea tan evidente como en los niños autistas o los niños con síndrome de Asperger. (Niños indiferenciados con núcleos autistas.)

B. ¿Qué detecta el tutor/a al observar el lenguaje del niño?

1. El niño/a no habla. Si habla hace ecolalias. Inversiones pronominales, tú en lugar de yo, tuyo en lugar de mío. Preguntas en lugar de afirmaciones. Utiliza los verbos en segunda persona cuando habla él. (Síndrome de Kanner, otras formas de autismo.)
2. El niño habla como le hablan a él «como si fuera el otro», con un lenguaje mimético, mecanizado, pero comunicativo. A veces, con una estructuración adecuada, utiliza el yo aunque puede hablar en tercera persona, cosa que sería normal hasta los tres años. Utiliza un lenguaje muy adulto lleno de erudiciones y tecnicismos. (Síndrome de Asperger, psicosis.)
3. El niño tiene un retraso de lenguaje, pero lo inicia antes de los tres años. Puede tener dificultades en utilizar el yo y el mío. Tiene dificultades de pronunciación y de estructuración del lenguaje. A veces, más allá de los dos años y medio o tres nombra los objetos si los ve, no sabe de qué se trata si se le nombra un objeto y no lo ve. (Niños indiferenciados con núcleos autistas, psicosis.)

C. ¿Qué detecta el tutor/a al observar el dibujo?

1. No cogen el lápiz, ni dibujan por sí solos. (Síndrome de Kanner, otras formas de autismo.)
2. No cogen el lápiz, ni dibujan casi nunca. Cuando cogen el lápiz lo hacen más o menos bien. Dibujos inmaduros o muy obsesivos. Figura humana muy distorsionada con elementos indicadores de dificultades en la integración del esquema corporal, de falta de conten-

ción y seguridad. Pueden hacer unos dibujos detallistas que son una copia de la realidad. Pueden dibujar muy bien algo que les interesa mucho y de forma bastante estereotipada. Dibujos caóticos. Dibujos con elementos de caída en el vacío o precipicios. Dibujos muy agresivos. Tendencia a la repetición de dibujos. (Psicosis, síndrome de Asperger.)

3. Figura humana muy inmadura, a veces distorsionada, con elementos de falta de integración del esquema corporal y de falta de contención: faltan manos, faltan pies, falta base de sustentación. Todas las figuras humanas de la familia son iguales, indiferenciadas. Dibujo libre pobre; los elementos del dibujo son indiferenciados. (Niños indiferenciados con núcleos autistas.)

D. ¿Qué observa el tutor/a en el aprendizaje de la lectura y la escritura?

1. Rechazo o inhibición o huida ante el aprendizaje de la lectura y escritura. Si lo hacen, no se sabe cómo han aprendido; aprenden solos, a través del listín telefónico, aprenden las marcas de los coches, etc. Uno observa que es un aprendizaje basado en su memoria fotográfica y en juntar el grafismo grabado visualmente y la palabra grabada auditivamente, haciendo una equivalencia sensorial (véase capítulo 4). (Síndrome de Kanner, otras formas de autismo.)

2. Pueden aprender a leer y escribir bastante bien o presentar dificultades. Hacen una lectura y escritura muy mecanizada con dificultades de comprensión, debido a que les falla la capacidad de simbolización, y su lectura y escritura es por un mecanismo de memoria fotográfica tal como hemos descrito en el párrafo anterior. Leen o aprenden a leer motivados por su interés en un determinado tema que los atrae de forma obsesiva. Su lectura y escritura están llenas de anomalías: tendencia a enganchar las sílabas y las palabras. Puesto que separarlas supone diferenciar unas de otras y aceptar los vacíos, lo que los conecta con la ansiedad catastrófica y no pueden. O al revés, dificultad de unir vocales y consonantes o unir las sílabas, puesto que en ellos predomina una tendencia a cortar y fragmentar (véanse capítulos 1 y 2). (Síndrome de Asperger, psicosis, niños indiferenciados con núcleos autistas.)

¿Qué detecta el tutor/a al observar la psicomotricidad del niño?

1. Tienen un desarrollo psicomotor normal y unas habilidades motrices raras y aparentemente peligrosas, pero nunca se accidentan. Se mueven sin sentido y tienen una falta de intencionalidad (véase capítulo 2). A veces son hiperactivos. (Síndrome de Kanner, otras formas de autismo.)
2. Tienen un desarrollo motor retrasado, desarmónico y se han saltado etapas, por ejemplo no gatean o cuando se sueltan para andar ya casi corren. Son patosos. A veces hiperactivos. (Síndrome de Asperger, psicosis, niños indiferenciados con núcleos autistas.)

¿Qué detecta el tutor/a al observar la atención y la actitud frente el aprendizaje?

1. Desconexión, no tiene ningún interés. (Síndrome de Kanner, otras formas de autismo.)
2. Dispersión, poco interés y motivación. Sólo atienden a lo que les interesa. (Síndrome de Asperger, psicosis, niños indiferenciados con núcleos autistas.)

Signos de alarma detectables en la guardería

Entendemos por signos de alarma todas aquellas conductas del bebé y del niño pequeño que nos pueden indicar que su desarrollo se está organizando de una manera poco adecuada.

En realidad no se puede decir que un niño nace autista o con un funcionamiento autista, pero sí con una tendencia. Podemos decir que se va organizando el funcionamiento autista y el autismo a lo largo de los tres primeros años de vida.

Los signos de alarma que decribiremos a continuación nos indican que se puede organizar un funcionamiento autista pero no podemos decir que son indicadores de autismo, pues puede ser que un bebé con signos de alarma se recupere porque ha recibido una adecuada atención o que de mayor padezca un síndrome de Kanner o un síndrome de Asperger o una psicosis o sea un niño indiferenciado con núcleos autistas. Es importante tener en cuenta que sólo la presencia de uno o dos de los signos de alarma descritos en cada uno de los apartados siguientes, puede ya ser motivo de preocupación.

Signos de alarma en un niño de 0 a 6 meses

El niño se muestra muy bueno, muy fácil de tratar, duerme mucho y es muy tranquilo. Relación interpersonal con la madre o con la/el educadora/or, a través de la mirada y de una sonrisa apagada o casi inexistente. Falta de balbuceo. O bien el balbuceo es limitado, no imita en la interrelación con la/el cuidadora/or los sonidos y luego los reproduce sólo balbuceando. Falta de movimientos anticipatorios: no estira los brazos como demandando ser cogido, etc. Llanto difícil de interpretar. Trastornos del sueño e irritabilidad con dificultad de ser consolado en los brazos de la madre o educadora/or. No acepta ser cogido en brazos o tiene tendencia a no acoplarse al ser cogido en brazos. Lo descrito puede ser tan poco evidente que puede pasar desapercibido.

Signos de alarma en un niño de 6 a 12 meses

Falta de conductas relacionales con la madre o educadora/or que indican una relación de intersubjectividad (véase capítulo 1): el niño gatea sin girarse para comprobar la presencia de la madre o educadora/or; no lanza objetos esperando que el adulto los coja; cuando hace una acción no se gira para mirar esperando la complacencia del adulto. No señala para formular demandas. No hace los juegos imitativos de cinco lobitos, palmas-palmitas, etc. No extraña ante un adulto desconocido, o bien ante un adulto desconocido reacciona con llanto y pánico difíciles de contener por la misma madre. No responde cuando se le llama por su nombre. No hace sonidos. No aparecen las primeras palabras comunicativas. Tiene unas relaciones interpersonales apagadas. No expresa emociones ni reclama atención. Se desconecta. Utiliza los objetos de forma estereotipada. Las madres de estos niños nos han explicado que entre los 0 y 6 meses notaron que su hijo casi no conectaba y en cambio entre los 6 y los 12 meses o más, pareció que respondía algo y tenía expresiones de apego e intersubjectividad. Esta observación coincide con una investigación que se está realizando (Maestro, Palacios y Stern).

Signos de alarma de los 12 a los 18 meses

Entre los 12 y los 18 meses es cuando más a menudo se manifiesta claramente el funcionamiento autista. Muchas familias aseguran que antes eran niños normales. Otras dicen que podían parecer niños con unas conductas adecuadas, pero al tener un segundo hijo se dieron cuenta de que su percepción fue errónea y ven que su primer hijo, de bebé, antes de los 12 meses, tenía unas expresiones relacionales muy apagadas o inexistentes.

Falta la comunicación intencional. No señala o emite sonidos para pedir algo o para compartir una acción. No aparecen palabras comunicativas. No comparte «focos de atención con la mirada». No mira a adultos vinculares para compartir una situación que le interesa o que extraña. Tiende a no mirar a los ojos de los otros. Se desconecta. Relaciones interpersonales apagadas o inexistentes. Va a la suya. No iniciación del lenguaje. No reclama a la madre o a la tutora, es indiferente ante su presencia o ante su ausencia. No aparición del no y del sí con el movimiento de la cabeza. No iniciación del juego simbólico. Movimientos estereotipados. Miedo exagerado a ruidos determinados: electrodomésticos, petardos...Tendencia a retirarse de grupos de niños. Resistencia a los cambios. Se altera mucho en situaciones inesperadas. Conductas repetitivas y rituales obsesivos.

Signos de alarma de los 18 a los 36 meses

Lo descrito anteriormente sobre los 12 y los 18 meses. Hay que tener en cuenta que un niño puede parecer que tenga un comportamiento adecuado y a partir de los 18 meses hacer una regresión con pérdida de lenguaje y conductas relacionales.

No desarrolla el lenguaje, o si lo desarrolla lo hace de forma ecolálica: repite anuncios de la televisión o melodías, hace inversiones pronominales (véase capítulo 3). Se va estableciendo un comportamiento que pone de manifiesto el funcionamiento autista descrito en el capítulo 2. No suele ser él quien inicia la interacción con el adulto (aunque esto puede también darse en un niño muy tímido). No da la impresión de «complicidad interna» con las personas que le rodean aunque tenga afecto por ellas. Ante la frustración, agrede.

¿Cómo comunicar a los padres las sospechas de que su hijo tiene un funcionamiento autista?

Hemos de pensar qué supone para unos padres tener un hijo que parece no reconocerlos ni como padres, ni como personas. Es algo muy doloroso, es algo impensable, insostenible y muy desesperante. Tan desesperante que es natural que el sufrimiento que viven los padres sea tan inaguantable que necesiten protegerse negando la evidencia del trastorno de su hijo. Aunque en realidad muchos de ellos ya intuyen más o menos el trastorno que tiene el niño evitan confirmarlo y rehúyen, a veces, confrontar su sospecha con la de la/el tutora/or. Es por ello que no dicen nada antes que la/el tutora/or les manifieste su preocupación. Esto puede resultar incomprensible para el equipo docente. A veces, cuando la/el tutora/or habla con los padres éstos se muestran extrañados y afirman que en casa el niño se relaciona y no parece tener problemas. Otras veces los padres agradecen que alguien se atreva a compartir con ellos la preocupación y se sienten comprendidos en su dolorosa sospecha, que había estado negada hasta entonces por el resto de la familia o incluso por el pediatra.

Se muestren los padres receptivos a comprender el trastorno de su hijo o tengan dificultades en aceptarlo, siempre es conveniente que la tutora exponga con mucha sensibilidad lo que ha observado en el niño o niña, mostrando aquellos aspectos del alumno que sean más adecuados, más propios de un niño con un buen desarrollo, y también aquellos que despierten un vínculo afectivo, por mínimo que sea, en la/los tutora/res o en los compañeros, para que los padres se sientan comprendidos al experimentar la buena aceptación que tiene su hijo en la escuela. En segundo lugar cabe mencionar de forma muy descriptiva, fruto de la observación que la/el tutora/or ha hecho de la conducta del niño, las distintas maneras que tiene el niño de estar y de relacionarse dentro de la escuela y frente a los aprendizajes. Se deben señalar los pequeños cambios, por ejemplo si atiende cuando la tutora lo toca o lo tiene cerca, o si parece entender cuando se le nombra un objeto que él ve y toca en aquel momento. Así se les informa que no todo él es igual, sino que tiene aspectos más conectados y según se le trate responde más o menos adecuadamente, lo que demuestra la importancia de poder llegar a comprenderlo mejor para poderlo ayudar a evolucionar más adecuadamente. Esto permite introducir la conveniencia de una consulta con un equipo especialista.

Si la escuela está en contacto con un servicio público de atención psicológica infantil o con psicólogos escolares, éstos pueden hacer una observación del niño en el aula y ayudar a la/el tutora/or a comunicar a los padres las dificultades de su hijo. Es bueno que la escuela indique un equipo de profesionales que se sepa que van a tratar inmediatamente al niño y eviten aquellos dispuestos a pasarle muchas pruebas con la finalidad de obtener un diagnóstico diferencial prioritariamente, relegando para más tarde la terapia. Hay que recordar que cuanto antes se trate adecuadamente más probabilidades hay de que el niño evolucione.

También es importante recordar que la/el tutora/or, por mucho que sospeche un autismo, es mejor que hable de trastorno de comunicación y de interrelación o de trastorno generalizado del desarrollo, pues la palabra autismo tiene una connotación de irrecuperabilidad que asusta mucho y puede favorecer la negación de los padres. Además, conlleva una carga de culpabilización de los padres que no favorece nada su aceptación.

6

¿Cómo y dónde se trata el niño autista?

Tratamiento de los niños que padecen un funcionamiento autista

Estos niños, tal como ya se ha comentado en los capítulos anteriores, presentan una grave alteración de la interrelación, de la comunicación y una falta de desarrollo adecuado del proceso de simbolización. También hemos visto que todo ello está estrechamente relacionado con el vínculo emocional con los padres, en el sentido de que estos niños necesitan integrar las vivencias sensoriales con las emociones experimentadas en la relación para llegar a sentirse contenidos por éstos.

En el transcurso del tratamiento, para poder superar el funcionamiento autista, deberán experimentar e introyectar dentro de ellos la vivencia de que alguien los sostiene y los protege de la vivencia aterradora, de desaparecer o caerse en el vacío o de no existir, que les produce la ansiedad catastrófica. Esto es lo que les permitirá, poco a poco, abandonar la autosensorialidad (estereotipias, objetos autistas, etc.; véase capítulo 2), y acceder a la interrelación, a la comunicación y al desarrollo del proceso simbólico, tal ya como hemos expuesto en el capítulo 4.

La base del tratamiento de los niños que padecen un funcionamiento autista está en recuperar el vínculo emocional con la familia y con las otras personas. Para ello es necesario que el niño descubra, y pueda introyectar, el vínculo emocional que los padres le dan. Y también que los padres se puedan recuperar de su desesperación y descubran en él la capacidad, aunque mínima, que siempre existe, de relacionarse y vincularse. Como en cualquier ser humano, el funcionamiento mental del niño autista nos es en parte desconocido. Dado que se trata de un trastorno grave de la personalidad, el tratamiento puede tener resultados diversos que dependen de varios factores: recursos terapéuticos, factores ambientales y aspectos que no conocemos de la enfermedad. Pero siempre es posible alcanzar un nivel de vinculación y relación que hace mucho más humana y satisfactoria la interrelación y la comunicación.

Por lo dicho hasta ahora se podría pensar que la evolución de los niños que sufren autismo depende de los padres, y en realidad no es así, por eso queremos matizar las ideas expresadas. Las familias que tienen un hijo que padece esta enfermedad sufren mucho y se desesperan hasta hundirse en un estado de incomprensión, de depresión, de desconcierto tal que sin querer entran en un círculo vicioso de funcionamiento autista: el niño no habla y ellos tampoco le hablan, porque creen que no se entera; como el niño no hace nada, ellos lo hacen todo y la indiferenciación entre el niño y la familia se va acentuando progresivamente. Esta misma dinámica se da en cualquier medio que vive el niño, por ejemplo la guardería o la escuela. También los/las tutores/ras terminan hundiéndose en el estado que hemos descrito con relación a la familia. Lo primero del tratamiento será cambiar este círculo vicioso en los medios que más tiempo de su vida está el niño, que son la familia y la guardería o escuela. Pero como el núcleo fundamental de la vida del niño son los padres, es lógico que atendamos primero la relación del niño con los padres.

En nuestra opinión, el tratamiento empieza en la primera consulta diagnóstica y depende de la actitud que el profesional tenga con la familia y con el niño. Un profesional competente y especializado puede diagnosticar en una primera entrevista el funcionamiento autista y ayudar a la familia indicándolos unos primeros esbozos de posibilidades de relación. Con ello los padres recuperan un poco de esperanza y se empieza a deshacer el círculo vicioso del funcionamiento autista entre todos ellos. Cosa que cuanto antes se consiga, mejor, porque es muy importante no perder tiempo, en el sentido de que el niño de pequeño es más permeable y su autismo está menos rígidamente enclavado. Al terminar la primera entrevista diagnóstica, el profesional, seguramente, no podrá dar un diagnóstico; quizá necesitará mucho tiempo para llegar a puntualizar un diagnóstico completo en el que se tengan en cuenta las exploraciones neurológicas, etc. Pero sí podrá tener, al menos para sí mismo, una aproximación diagnóstica y habrá dado a los padres la comprensión que él tiene del funcionamiento autista mostrándoles unas manera de relacionarse con el niño y empezar a tratarlo. Si no se hace así y se espera a tener un diagnóstico completo, al niño se le sumerge en una procesión de entrevistas y pruebas, durante meses, que muchas veces lo aterran y le provocan una retirada más fuerte a su mundo autístico, y desesperan a los padres, sin que se haga nada para tratar al niño y que su vida tenga un sentido para él y la familia.

A lo largo de este capítulo veremos que el tratamiento de estos niños es complejo y muy amplio (véase esquema 16); se puede decir que la vida diaria del niño se tiene que organizar con una actitud que tenga en cuenta la comprensión de su funcionamiento mental, por lo tanto con una cualidad terapéutica.

A continuación describiremos los distintos aspectos que creemos debe abarcar el tratamiento de los niños afectados de funcionamiento autista, teniendo en cuenta que este libro va dirigido a profesionales que conviven

TRATAMIENTOS	
Aspectos a tratar:	• Interrelación. • Comunicación. • Simbolización. • Sociabilización. • Hábitos personales y sociales.

Lugares de tratamiento:	• En la casa familiar.
	• Centro de tratamiento específico o Centros de día.
	• Guardería o escuela.
	• Terapias individuales: – Terapias del vínculo.
	     – Psicoterapia y psicoanálisis.
	     – Musicoterapia.
	     – Psicomotricidad.
	     – Logopedia.
	     – Arteterapia.
	     – Psicofarmacología.
	• *Esplais*, ludotecas.

Esquema 16: Tratamientos para niños autistas.

con estos niños, tales como maestros, educadores, etc., pero no se profundizará como si se tratara de un libro especializado en psicoterapia individual o en tratamientos institucionales o en cualquier otra técnica de los tratamientos citados para niños autistas, lo que requeriría otros libros más específicos.

Antes de describir los distintos abordajes terapéuticos, queremos remarcar que siempre es necesario que exista un profesional responsable del tratamiento del niño y que exista una coordinación y mucha comunicación entre los distintos profesionales que tratan al niño y la familia. **Esto es muy importante.**

Entrevista diagnóstica y terapéutica

Tal como hemos dicho en el apartado anterior, la terapia debe empezar en la primera entrevista diagnóstica; describiremos una primera entrevista diagnóstica donde se puede ver la actitud terapéutica de la entrevistadora.

Se trata de una niña, Marta, de 2 años y 2 meses que tiene un hermano de 8 años. El padre y la niña llegan casi una hora más tarde de la hora acordada para la entrevista. El padre lleva en brazos a la niña, y se disculpa por el retraso causado por el hecho de haberse perdido. La niña, al ver a la entrevistadora, esconde la cara encima del hombro del padre. La entrevistadora dice: «No se preocupe, ahora puedo atenderles un momento y luego ya veremos cómo seguimos».

El padre pone a la niña de pie en el suelo y ésta echa a andar de un lado para otro sin rumbo. El padre va a buscarla pero ella huye; al final consigue cogerla y entrar en el despacho.

Una vez en el despacho e iniciada la entrevista, el padre deja a la niña en el suelo. Marta se pone debajo de una silla, después sale e intenta subirse a ella, tras varios intentos lo consigue. Mientras, el padre dice: «Marta es una separatista, siempre se separa de las personas y de los niños, le das algo y ni tan sólo se para a mirarlo, ni lo coge y si alguna vez lo llega a coger, lo mira y en seguida lo tira. No habla. Aunque últimamente está cambiando mucho, ahora mira las cosas, pero no juega y no le atraen los niños ni los objetos como a cualquier niña. La llamamos y no se gira, nosotros sabemos que nos oye, pero no se gira. En la guardería si la llaman cantando una determinada canción se gira». La entrevistadora pregunta qué dice la canción. El padre no lo sabe. La entrevistadora pregunta por la madre y el padre dice que no ha podido venir porque está trabajando, ella trabaja de mañana y él de tarde, y se turnan el cuidado de los niños. El padre dice que siempre ha sido así y que en realidad casi nunca están los cuatro juntos, porque él también trabaja los fines de semana.

Mientras, la niña ha estado subiendo y bajando de la silla, paseando por el despacho sin rumbo y, alguna vez, mirando con una mirada lateral y fugaz a la entrevistadora. Ésta, a la vez que atendía al padre miraba a la niña y verbalizaba algo de lo que Marta hacía: «Subes y bajas de la silla». «Te paseas de un lado para otro ¿eh Marta?». En un momento que Marta toca un cajón la entrevistadora aprovecha para ir a su lado y abrirle el cajón donde hay juguetes, y saca un tambor con los palos para tocarlo y unas anillas que se colocan en un cilindro vertical. Dice: «Mira un tambor y unas anillas» y sin pedirle nada directamente a la niña lo deja encima de la silla que Marta había estado subiendo y bajando. Marta saca las anillas del cilindro y las vuelve a poner. El padre dice que eso en casa no lo hace. La entrevistadora observa con atención lo que la niña hace. Coge un palo y toca el tambor. La entrevistadora coge el otro palo y también toca el tambor. La niña permite que la entrevistadora lo haga y ella continúa tocando. El padre mira complacido y dice que es evidente que desde hace dos meses la niña está cambiando, pues eso nunca lo había visto en ella. Marta se entretiene un ratito poniendo y sacando las anillas y en algún momento admite que la entrevistadora colabore con ella en poner y sacar anillas.

La entrevistadora dice: «Hemos podido ver que Marta evidentemente tiene un problema en establecer una interrelación con las personas y en comunicarse y que, como dice usted, es muy difícil de interrelacionarse con ella porque cuando se la llama no responde, que siempre se separa y no admite compartir un juego o algo con ustedes. Ahora ha podido hacer algo y compartir por un momento el tocar el tambor conmigo mientras usted la miraba complacido. Esto nos da esperanzas y nos enseña la manera de tratarla. Fíjese, ni usted ni yo le hemos dicho: "Marta: haz esto o Marta pon esto aquí". Se lo hemos colocado a su alcance y, como si nada, ella lo ha hecho, yo he jugado con ella, y usted lo ha seguido con atención y complacido. Creo que nuestra actitud le ha facilitado que se haya entretenido un ratito poniendo y sacando las anillas». El padre dice que es verdad, que está cambiando.

En este momento, la entrevistadora piensa que puede preguntar por el desarrollo de la niña, sus antecedentes, el embarazo, el nacimiento, etc. No lo había hecho antes porque primero era necesario establecer un vínculo entre ella, el padre y la niña. El padre había llegado tarde y la madre no había acudido, probablemente por lo que el padre relató. Pero también cabría pensar que los padres estaban muy asustados y acudir a un centro especializado en autismo era demasiado angustiante y podía provocarles tanto dolor que les impidiera llegar a la hora. Empezar a preguntar por los antecedentes de la niña, que seguro eran dolorosos, era algo poco adecuado.

El padre dice: «Nació prematura y tuvo que estar una semana en la incubadora. Nació con una vuelta del cordón umbilical alrededor del cuello. Anduvo a los 15 meses. No me acuerdo de nada más. Quizá mi mujer...». La entrevistadora aprovecha para decir que pronto terminarán esta entrevista pero que la próxima pueden ir los tres y la madre podrá explicar más detalles sobre el desarrollo de la niña.

Mientras, Marta golpea con las manos el tambor, mira los dibujos que hay en el contorno del tambor. La entrevistadora verbaliza lo que Marta hace: «Marta golpea con las manos el tambor». El padre comenta: «Ahora le gustan algunos programas de la televisión, cuando oye la música de estos programas se gira en seguida para mirar la televisión». Marta coge el tambor y lo pone dentro del cajón de donde lo había sacado antes la entrevistadora y hace sonidos. La entrevistadora dice: «Ahora ha hecho algo con una intención, meter el tambor dentro del cajón, como antes ha visto que estaba, y ha emitido sonidos». El padre dice que actualmente los distingue, a él, a la madre y a otras personas, y que cuando ellos le hablan, no les gira la cara como hacía antes. La niña se acerca al padre, le da un palo para golpear el tambor y le acerca el tambor. El padre golpea el tambor y Marta también; por un momento comparten el juego, cosa que la entrevistadora verbaliza, y el padre comenta que hoy ha comprendido algo de cómo relacionarse con Marta y que se lo comentará a su esposa. En la visita siguiente la madre acude y expresa con mucho dolor el miedo y la desesperanza; dice no saber cómo dirigirse a la niña, que si lo hace, ella la rechaza y por eso ya casi no se relacionan, acudir a la entrevista le daba mucha angustia, pues pensaba que no serviría de nada.

Esta entrevista, por sí misma, manifiesta muy claramente la importancia de tener desde el principio una actitud terapéutica. Posteriormente se fue viendo, en sucesivas entrevistas, el diagnóstico: se trataba de una niña afectada de autismo propiamente dicho o síndrome de Kanner. La familia vivía lejos de Barcelona y se consideró adecuado iniciar un tratamiento de vinculación con la niña y los padres, hacer unas observaciones en la guardería, asesorar a la educadora de la guardería y establecer un plan terapéutico con ella dentro del aula. Si la niña hubiese vivido cerca de un centro de día específico para el tratamiento de niños autistas, quizá se le hubiera aconsejado asistir al centro de día por la mañana y seguir por la tarde en la guardería, sobre todo porque los padres y la educadora de la guardería decían que empezaba a acercarse a los niños. Y en las observaciones realizadas por la psicóloga de nuestro centro de día, Carrilet, se vio que Marta establecía un cierto vínculo con la educadora y que ésta la ayudaba mucho a acercarse a los niños y a interesarse un poco por actividades como las canciones. Es decir, la guardería era un lugar que la estimulaba a desarrollarse y a evolucionar

Además del tratamiento de vinculación de la niña con los padres, en el que se trató la interrelación, la comunicación y se estimuló el proceso de simbolización realizado por un profesional de nuestro centro, la psiquiatra, que acogió a los padres en las primeras entrevistas diagnósticas, continuó realizando unas entrevistas terapéuticas con los padres con el objetivo de elaborar el duelo. Es decir, la pérdida de las expectativas de tener un hijo sin problemas, y ayudar a descubrir en Marta la hija con la que podrían relacionarse y conectar a su manera, también satisfactoriamente. Este proceso de elaboración del duelo de tener un hijo autista, tal como dicen Manzano y Palacios, es muy importante tratarlo con los padres al iniciar los abordajes terapéuticos y la entrada del niño en un centro específico de tratamiento, pues tiene un papel fundamental en las posibilidades de evolución.

Tratamiento de vinculación

Tal como venimos diciendo, lo fundamental es que los padres y los niños recuperen el vínculo afectivo, por eso está indicado un tratamiento de vinculación al iniciar los abordajes terapéuticos.

Bruno, el niño citado en el capítulo 1, a los 3 años y 10 meses presentaba una aversión a succionar y a comer. Nunca cerraba la boca, sus labios permanecían siempre entreabiertos; no toleraba que nada los rozase; darle de comer era una tragedia; se le tenía que poner la comida en el fondo de la boca, sin tocar ninguna parte de ésta y entonces deglutía como si la boca y sus funciones no existieran; si se le ponía un terrón de azúcar encima de la lengua, se fundía poco a poco por sí solo.

Llamaba la atención la estereotipia que hacía con los dedos haciendo rodar una bolita (canica). Sorprendía lo ensimismado que se quedaba mirando el movimiento circular que hacía con la bolita entre sus dedos.

103

Inicié una psicoterapia con el niño y la madre juntos con el primer objetivo de recuperar el vínculo afectivo madre-niño, y más adelante hacer una psicoterapia individual con él. En un principio verbalizaba las acciones que hacía Bruno. Él miraba fijamente la luz de una pantalla redonda y blanca que yo tenía en la sala de tratamiento. Le decía que la luz redonda y blanca le gustaba, era como la bolita de la mano. Al nombrar cada cosa, la señalaba. En la primera época del tratamiento no respondía de ninguna manera, permanecía fijado a su estereotipia, paseaba por la sala, acercándose y alejándose de la madre, sin mirarla. Yo le describía lo que hacía. También le comentaba que la bolita y la luz le gustaban y la madre y yo no le gustábamos. A él parecía no llegarle nada de lo que yo le decía.

Un día, la madre trajo un chupa-chup y ella y yo lo empezamos a incluir en la relación con Bruno. Le decíamos que era redondo como la bolita y la luz, y se lo mostrábamos. Al principio sólo podía cogerlo y acercárselo a los labios, sin rozarlos, haciendo un movimiento de aproximación y alejamiento que iba repitiendo mientras se lo miraba. Yo le describía el movimiento y le relacionaba el chupa-chup redondo con la bola redonda que le gustaba. Me pareció que este movimiento se parecía al movimiento de aproximación y alejamiento de la madre. Así se lo verbalizaba y también le decía que le gustaba acercarse y alejarse de la madre. En una segunda fase del tratamiento, el movimiento descrito que hacía con el chupa-chup era seguido de un reseguimiento de los labios. A lo largo de muchas sesiones fue resiguiendo con el chupa-chup las distintas partes de la boca y se fue creando con la madre un clima cálido y de placer. Mientras, yo iba poniendo palabras a lo que hacía y a la atmósfera de calidez y de placer con la madre. Hasta que llegó a chuparlo, a masticarlo, a disfrutar con la madre mientras lo chupaba y finalmente lo nombró «manaman».

Durante este lento proceso, Bruno redescubrió y exploró la boca y repitió la experiencia de introducir un objeto dentro de la boca y de sacarlo, que ya había tenido durante la lactancia, en una relación de contacto emocional con la madre. Así fue incorporando una experiencia de contacto emocional en la que las sensaciones se fueron integrando con la emoción. Poco a poco fue progresando en la interrelación y en la comunicación, y empezó a hablar. Progresivamente, la madre dejó de asistir a las sesiones y empezamos una psicoterapia psicoanalítica, a través de la cual fue evolucionando y desarrollando el proceso simbólico.

Una sesión de un tratamiento de vinculación a los 4 meses de iniciado

Acude la madre con el niño. El padre está de viaje. Iván entra con la cabeza gacha, mira de reojo hacia arriba y se nota que se le escapa un esbozo de sonrisa que se hace más evidente cuando yo me agacho para saludarlo. Tiene una expresión entre de niño vergonzoso y de niño pícaro. La madre con un tono muy cariñoso dice: «Ay, Iván, que te ríes un poquito, qué picarón eres, ¡cómo te gusta!». Me dice que le gusta mucho hacer esto y provocar que estén por él. Yo digo que me complace verlo con esta expresión.

La madre le invita a quitarse el anorak, se lo desabrocha y le dice: «Vamos ¿te lo quitas?». Deja que el niño mueva los brazos como para deshacerse del anorak y después le ayuda. El niño colabora.

Iván se dirige hacia la galería y toca el garaje, abre y cierra las puertas, hace un ruido de chof... (es la imitación del ruido de las puertas del metro. La madre le dice: «Como las puertas del metro, abrir... y... cerrar» verbalizando la acción mientras el niño la ejecuta). Mientras el niño sigue toqueteando el garaje, la madre me comenta que este fin de semana ha estado mejor de lo que ella había pensado. Cuando veía alguna cosa del padre, decía papá; el viernes, cuando el padre se marchó se quedó triste y después lo llamaba, decía papá. La madre dice que ella le ha explicado que está fuera y que hoy llega. «Por teléfono ha estado muy atento escuchando al padre y durante la semana ha cogido el teléfono y yo le decía que hablara con papá, dile que venga. Él hacía muchos sonidos como si tuviera una gran conversación y repetía papá, papá».

La madre se fija en que el niño ha cogido un muñeco y lo manipula y lo mira; entonces ella le dice: «¡Oh, qué muñeco! ¡Tiene manos! ¿Dónde las tiene Iván?». El niño parece que mira las manos pero no las llega a señalar. La madre se agacha y le insiste, después hace que con las manos el niño toque las manos del muñeco y después le invita a señalar las manos de él, el niño lo hace, y así van haciendo con todas las partes del cuerpo del muñeco y del niño. Después, el niño, de manera medio descoordinada, coge el muñeco y lo pone de pie encima del sofá, lo mueve, como si anduviera pero sin que los pies toquen al sofá. Entonces, la madre le dice: «¿Camina el muñeco?». El niño sigue haciendo lo mismo. La madre coge al muñeco con él y lo hacen andar entre los dos. Después, la madre lo deja mientras va diciendo: «¡Oh!, ¡cómo anda el muñeco!», y el niño lo hace andar, mientras mira de reojo a la madre y medio sonríe.

Iván cierra las puertas de la galería; es una vidriera. Él se queda al otro lado con la madre. Ésta le ayuda a golpear los cristales y a decirme ¡hola! El niño abre la puerta y no dice nada. La madre me dice que antes de irse el padre, Iván, por la mañana, iba a la habitación de los padres, abría la puerta y decía buenos días. Iván vuelve a abrir y cerrar la puerta y me sonríe. La madre dice: «¡Buenos días!», yo repito: «¡Buenos días!». Él sonríe.

Esta sesión es un ejemplo de lo que se pretende conseguir en un tratamiento de vinculación, que los padres comprendan el funcionamiento mental del niño y que descubran maneras de interrelacionarse y comunicarse.

Tratamiento en un centro específico o centro de día

Estos niños necesitan de forma continuada un entorno terapéutico. Por eso en la mayoría de los casos es necesario que asistan a un centro específico o centro de día, una institución terapéutica especializada en el tratamiento de niños autistas. En los casos en que se considera beneficioso para el niño la asistencia a un centro específico se comparte con la escuela o guardería, además de la terapia individual indicada.

La institución terapéutica debe estar organizada para la comprensión del funcionamiento mental del niño autista y se tendrá en cuenta lo que éste necesita para poder desarrollarse lo más adecuadamente posible. En nuestra opinión, el niño necesita encontrar en el centro un entorno personal y físico acogedor, con una adecuada distribución del espacio y organización del tiempo que le permita tener unos puntos de referencia estables y constantes.

Los tutores, en el contacto diario con los niños, han de tener unas actitudes basadas en la comprensión de las necesidades de éstos, para que puedan introyectar unas experiencias emocionales, en las que las sensaciones se integren en la experiencia relacional con las emociones, tal como hemos comentado en el capítulo 4.

Estos niños viven los cambios y el paso de una situación a otra con una sensación de ruptura y desaparición. Ellos no han adquirido un sentimiento interno de coherencia ni de continuidad, es decir, su vida se reduce a momentos, no recuerdan el pasado ni pueden anticipar el futuro. Dentro de ellos no hay un sentido de continuidad en el tiempo, ni en el espacio, por lo que se les tiene que ayudar a revivir experiencias, a repetir situaciones, recordarlas y anticiparlas.

Algunos momentos del trabajo institucional

En el Centro Carrilet, por la mañana, los padres acompañan a sus hijos. Cada niño y cada padre tienen una manera peculiar de conectar con el centro. Valoramos que cada día, a la entrada y salida, el niño y sus padres sean acogidos por los responsables, ya se trate de los educadores, las psiquiatras o la psicóloga, para que la familia pueda comunicar las vicisitudes cotidianas del niño y éste viva una continuidad entre su casa y la institución. A su vez, a la entrada y a la salida se le ayuda a despedirse y a saludar para que conciencie la diferenciación de espacios y de tiempo.

Después de este primer momento de contacto la/el educadora/or introduce al niño en la jornada de trabajo. Esto se hace de forma diferente para cada caso, según las características personales y el momento evolutivo del niño. Hay niños que están en un nivel de mucha indiferencia, no tienen ninguna intencionalidad, andan como autómatas, sin esperar nada, ni buscar nada, no tienen noción ni de dentro, ni de fuera. En este caso se los ayuda a conciencar el espacio, dónde están y qué hacen, dónde están los otros y cómo se los saluda. Los educadores serán más o menos activos en ayudar al niño según sus características, su capacidad de diferenciación y de autonomía. Se trata de ayudarlos a adquirir los hábitos, a ser conscientes de sus acciones y a adquirir una identidad propia y una autonomía personal.

Cada niño en su aula tiene un cajón para sus cosas, juguetes, trabajos, etc., con un distintivo de color, su foto y su nombre, asimismo tiene una percha, con los mismos distintivos y un rincón con fotos de él y su familia. Todo ello es para que sienta y se haga consciente de que él es alguien, con una identidad propia en el aula.

Por la mañana, después de cambiarse y ponerse la bata, es el momento de las canciones. Sabemos que con la música y las canciones adquieren más fácilmente el lenguaje. En este momento, en grupo grande donde están casi todos los niños de la institución, se cantan unas canciones que se repiten día tras día y que expresan diferentes situaciones, por ejemplo: la canción de buenos días, en la que se saluda a cada niño por su nombre, otra en la que se nombran y se gesticulan las diferentes funciones de diferentes partes del cuerpo: manos, boca, pies, con el fin de que tomen conciencia de todo ello, ya que niegan algunas partes de su cuerpo, son como si no existieran y se precisa de diferentes abordajes para que se acerquen a la realidad. También existe la canción personal de cada niño, para ayudarlo a adquirir su identidad.

A los niños que se interrelacionan más, que han superado bastante el retraimiento autista, que han desarrollado un poco el proceso simbólico, se les introducen los aprendizajes escolares, cuidando de que se haga de tal manera que el niño los pueda integrar como una experiencia emocional.

Además, cuando han alcanzado el nivel mencionado en el párrafo anterior se les puede indicar una psicoterapia psicoanalítica para ayudarlos a estructurar su personalidad de manera más adecuada. En los casos que evolucionen notablemente puede estar indicado un psicoanálisis.

Actitud de las/los educadoras/res o tutores

Como criterio general, la actitud de los educadores es variable. Partirá de los intereses del niño y variará siempre que éstos lo hagan necesario. El nivel de exigencia aumenta a medida que el niño va evolucionando. Los educadores deben ser flexibles y receptivas para que por medio de la observación directa de los niños puedan percibir los cambios que se produzcan, así como conocer los diferentes estados y niveles de cada niño pudiendo valorar cuáles deben ser los objetivos a trabajar en cada momento.

En un principio los educadores hacen un papel de **observación y contención con muy poca participación activa**, permiten las conductas y acciones del niño, sean adecuadas o no, no se lo prohíben, pero al mismo tiempo van verbalizando las conductas del niño con el objeto de darle referencias y contenido a esas acciones, a la vez que se establece una relación con él. Por ejemplo, si un niño vaciaba un bote de piezas de construcción se le decía: «Has tirado las piezas, muchas piezas, pocas, el bote está vacío...».

No se censura su acción, se acepta lo que el niño pueda hacer y, al mismo tiempo, se le ayuda a participar en las actividades que se realizan en la clase para que con sus experiencias, se le pueda ayuda a superar el miedo delante de situaciones y objetos nuevos o desconocidos para él. Por ejemplo, se intenta, aunque sea brevemente, que el niño pueda tocar, rasgar, apilar... ayudándolo a reconocer las sensaciones que le producen los materiales y juegos así como las modificaciones que sus acciones producen en ellos.

Se permite que el niño se mueva libremente por el ámbito del aula y manipule los objetos a su manera, mostrándole más adelante la utilidad o función de los mismos.

Los educadores describen también las acciones del niño en solitario y las posibles acciones con sus compañeros dándoles un sentido y ligándolas a sus posibles sentimientos y deseos.

Los educadores tratarán de crear muchas expectativas para llegar a despertar en el alumno la curiosidad, haciéndole sentir ganas de contactar con los juegos y materiales del aula y de todo el centro. Con su actitud el/la educador/a deberá transmitir afecto, de modo que el niño pueda confiar en ella/él y así esta confianza lo ayude a disfrutar y a participar en las diferentes actividades dentro y fuera del centro.

En resumen, la actitud de los educadores debe ser muy flexible y tolerante, estructurada y firme creando un ambiente acogedor y seguro en el que el niño pueda sentirse tranquilo y no perseguido y así poder ir mostrando sus intereses, sentimientos, preferencias y conocimientos. Y al mismo tiempo, exigente, sobre todo frente a aquello que el alumno va superando.

Trabajo en grupo

Cada jornada de trabajo en el grupo-clase, se inicia con unas actividades rutinarias de carácter general: ponerse la bata, taller de música, desayuno, calendario... con el objeto de proporcionar una estructura y un orden a todos los niños.

Cada día se realiza, en el grupo-clase, una actividad principal que es la que define la jornada. Esto servirá para ayudar al niño a situarse en el tiempo y el espacio.

Los educadores organizan la jornada y anticipan las actividades secuenciándolas a lo largo del día, lo que permitirá ir encajando sus actividades en un orden.

Cuando se hacen actividades dentro del aula, no se obliga al niño a participar; no obstante, el/la educador/a irá verbalizando todo lo que se hace en clase y describirá también todo lo que el niño podría hacer. Asimismo, intentará despertar el interés y la curiosidad del alumno por las personas y objetos.

Al final de la jornada se recuerda todo lo que se ha hecho durante el día y se prevén las actividades del día siguiente.

Se hacen sesiones de psicoterapia de grupo a través de cuentos y verbalización de situaciones.

Relación continua con la familia

Para que el niño pueda establecer un lazo de unión o conexión entre su actividad en el centro y su vida social o familiar y no constituyan dos mundos separados, los educadores atienden diariamente a la familia explicando, delante del niño, todas las actividades que se han realizado a lo largo del día en el centro y el comportamiento o actitud que el niño ha mantenido.

Durante los fines de semana esta relación se mantiene por medio de un cuaderno de notas en el que los padres anotan las actividades realizadas que luego serán leídas por el/la educador/a en voz alta y delante del niño.

Distintas terapias realizadas en el centro o en individual

A. Algunas reflexiones sobre el tratamiento del lenguaje en niños y niñas autistas

Los niños autistas sufren trastornos en los aspectos de relación, de comunicación y de lenguaje. Hay autores que lo consideran como puntos separados, como características, sin establecer una relación entre ellas, pero si entendemos el lenguaje como un sistema de comunicación que se desarrolla en contextos de interacción, es evidente que podemos establecer relación causa-efecto entre los citados trastornos y entender el porqué de trabajar aspectos de relación por parte de todos los profesionales que realizan diferentes tratamientos con estos niños y niñas como previo a cualquier trabajo específico.

Es cierto que gran parte del trabajo de todos los profesionales que tratan a estos niños tiene el gran objetivo de aumentar la comunicación en ellos, de mejorar sus actos comunicativos y hacerlos más funcionales. Esto se debe trabajar constantemente, aprovechando las situaciones naturales y las múltiples ocasiones que nos da el día a día para trabajar aspectos comunicativos.

El tratamiento de la comunicación y el lenguaje se puede complementar con la intervención logopédica en sesiones individuales, en las cuales se deben trabajar aspectos concretos del desarrollo del lenguaje. Deben considerarse todos los aspectos comunicativos de la etapa prelingüística que Bruner describe en sus obras: atención, atención conjunta, reciprocidad en las acciones, turnos de intervención, gesto indicativo... los cuales deben consolidar en los niños autistas cuando inicien su tratamiento o bien a lo largo de etapas más largas. La obra de este autor nos puede ser muy útil para marcarnos los objetivos a conseguir y los contenidos que deben trabajarse, olvidándonos de la edad del niño y centrándonos en sus capacidades, aunque debemos tener presente esta edad a la hora de diseñar las actividades destinadas a conseguir los objetivos marcados.

El tratamiento del lenguaje es importante que se realice en contextos poco artificiosos, por eso nos pueden ser útiles los juegos o las actividades que le gusten, que le permitan disfrutar. Como se ha dicho anteriormente, se deben trabajar aspectos de relación, establecer vínculos. Para conseguirlo nos puede ayudar el hecho de plantear actividades que le sean agradables y en las cuales se requieran habilidades que ya tenga superadas (si establecer relación ya supone una dificultad para ellos y les proponemos actividades complejas, ellos se enfrentarán a dos dificultades y si no son capaces de realizar la actividad, no sabremos cuál es la causa principal). El hecho de establecer una empatía con el niño o la niña, conseguir que esté contento, que encuentre en el especialista alguien que le comprende y que no le hace enfrentarse constantemente a dificultades que provoquen frustraciones, nos ayudará después a poder trabajar otros contenidos más específicos y concretos. Nos será útil –además de las observaciones directas sobre el niño o la niña– preguntar o descubrir qué le gusta, qué cosas le hacen sufrir o le ponen nervioso... Para conseguirlo, nos ayudaremos de la comunicación con los padres (que nos detallen qué han hecho el fin de semana, cumpleaños...) y con los tutores del aula (conocer actividades, salidas o cosas que le hayan pasado) para así poder entender las reacciones, algún comportamiento, palabra o emisión que puedan hacer referencia a estos hechos y a la vez nos puedan indicar temas, canciones o juegos en torno a las cuales se puedan diseñar actividades motivadoras para ellos.

Tal como dice González, en las sesiones con los niños hace falta darles una parte activa en el planeamiento de éstas; es interesante que ellos puedan escoger algún juego o actividad, destinar los primeros minutos de la sesión a programarla: decir qué haremos durante el rato que pasaremos juntos. Es importante que quede plasmado gráficamente (se puede hacer con fotografías de juegos situadas de forma lineal y en el orden que se harán sobre algún soporte, como una madera, o la pared), así el profesional informa y anticipa a los niños qué actividad harán y les deja escoger otra. Esta actividad es muy provechosa y permite dar una estructura a un tiempo concreto y a la vez trabajar funciones comunicativas de manera contextualizada: hacer **demandas** (verbales o a través de fotografías), **anticipar** lo que pasará y posteriormente **recordar** la sesión, también permitirá **mostrar o informar** de lo que ha hecho a personas que están en otro espacio (puede llevar fotografías a la clase para explicar o mostrar los juegos de la sesión: otro espacio y otro tiempo). El hecho de dejarle escoger el juego no implica que no se trabajen los contenidos que nos hemos marcado con él, ya que cualquier juego que haya en el mercado o que nosotros mismos podamos crear tiene una infinidad de aplicaciones y variantes que pueden valer para conseguir nuestros objetivos; muchas más de las que indican las instrucciones comerciales; simplemente debemos tener claro qué es lo que queremos trabajar y estar abiertos a modificar las actividades en función de las capacidades del niño. También nos será útil observar al niño delante de la manipulación libre del juego, ya que nos puede dar ideas de otras funciones que puede tener y no habíamos descubierto.

Hemos hablado antes de las fotografías como soporte gráfico al planteamiento de la sesión. Son un instrumento muy importante en el trabajo de lenguaje con estos niños, ya que muchas veces hay una gran dificultad de simbolización y las imágenes reales de su entorno (familia, compañeros de clase, profesionales que trabajan con él, espacios donde se hacen actividades dentro o fuera de la escuela...) son elementos válidos porque son muy representativos y con los que podemos hacer referencia a personas, espacios o cosas que no están presentes (de alguna manera es como facilitarles o proporcionarles imágenes mentales), y son, asimismo, un buen recurso para trabajar aspectos lingüísticos como la estructura de la frase o el inicio del discurso. Para ellos es más motivador y más fácil describir fotografías con acciones de personas conocidas y cercanas que de niños o adultos que no conocen, por lo cual nos será fácil trabajar aspectos concretos como el *sujeto* en las frases simples.

Para finalizar, creo que debe hacerse una reflexión sobre las dificultades que tienen los niños y niñas autistas con los aspectos pragmáticos del lenguaje (el uso que hacen aquellos que han accedido). Nos puede ayudar la descripción que hace Halliday de las funciones comunicativas a la etapa prelingüística, ya que nos permitirá interpretar gestos, expresiones faciales o corporales de los niños que aún no tienen lenguaje verbal, entendiendo estas acciones de manera funcional y comunicativa, y nos dará pautas para trabajar estas funciones en situaciones de uso de lenguaje; igualmente nos serán útiles las descritas en la etapa lingüística. Muchas veces nos encontramos niños y niñas afectados de esta patología con un lenguaje verbal ecolálico (repiten *spots* publicitarios, frases que oyen...) que en algunas ocasiones se pueden interpretar metafóricamente, pero en otros momentos no dejan de ser un lenguaje vacío (sin embargo sirven para llamar la atención y siempre les dan alguna respuesta). Por esto es importante centrar nuestro trabajo en mostrar y dar modelos de funciones de lenguaje y, en general, no potenciar las repeticiones con actividades que serían aconsejables en otros trastornos del lenguaje más concretos con alteraciones en la forma.

B. Musicoterapia

La musicoterapia es un «proceso sistemático de intervención», donde se ayuda a los niños y niñas a desarrollarse, «mediante experiencias musicales y las relaciones que se establecen a través de ellas, como fuerzas dinámicas de cambio» (K. Bruscia).

Las sesiones de musicoterapia, aplicadas tanto en marcos educativos como terapéuticos, no pretenden desarrollar aspectos relacionados con la técnica musical, sino incidir en las dificultades comunicativas, cognitivas, perceptivas, relacionales y comportamentales de los niño/as con psicosis o autismo infantil. Las sesiones de musicoterapia pueden ir encaminadas a conseguir cambios tanto a nivel individual (modificar determinados estados anímicos, promover la expresión de deseos, reorientar determinadas conductas o esteriotipias...) y a la vez plantear toda una serie de cambios relacionados con las interacciones grupales (facilitar la relación, promover otras formas de comunicación, aceptar unos determinados turnos de intervención...).

En estas sesiones la música se utiliza tanto de manera activa como receptiva, es decir, los niños/as escuchan pero también producen música. Dentro de las técnicas activas encontraríamos, entre otras, la improvisación musical con instrumentos (ya sea grupal, individual o en pareja con el musicoterapeuta), el trabajo de la voz y las producciones vocálicas (tanto cantando como entonando melodías) o por ejemplo la creación de canciones, que pueda ayudar a niños/as con cierta capacidad de simbolización a elaborar determinados conflictos a través de las letras de estas canciones. A la vez, también podemos plantear técnicas receptivas, es decir, la audición de música, ya sea grabada o en directo, normalmente orientadas a conseguir determinados niveles de atención y relajación.

Todas estas actividades se deben plantear dentro de un ambiente estable, libre pero a la vez organizado, ya que una cierta estructura les aporta seguridad.

113

Muchos niños/as con autismo o psicosis infantil disfrutan tanto con la música como con la experiencia sonora y esto, aparte de tener valor terapéutico en sí mismo, facilita el hecho de poder introducirlos en determinadas actividades y relaciones sin tantas defensas por su parte como las que podrían desencadenar otro tipo de situaciones.

C. Arte terapia

El arte terapia es una técnica terapéutica que tiene como objectivo ayudar al paciente a hacer conscientes, en la medida que sea posible, sus conflictos internos y sus defensas, ayudándole a encontrar sus propios instrumentos para controlarlos y/o entenderlos. A diferencia de otras técnicas, el arte terapia utiliza el material artístico para establecer la comunicación y los vínculos. Para conseguir esto el arte terapeuta debe tener un papel neutro, debe ser el acompañante de su propio recorrido, que en cada paciente será diferente.

En el proceso creativo el artista (paciente) tiene la posibilidad de jugar y dar forma a sus miedos y dificultades. Durante este proceso íntimo el paciente entra en contacto consigo mismo y posibilita el acceso a procesos primarios de pensamiento, tan importantes para poder llegar a la exploración del material inconsciente. Un proceso bastante similar y muy utilizado en psicoanálisis serían los sueños; mediante la interpretación de éstos se pueden encontrar pistas sobre el conflicto interno del paciente.

En el trabajo psicoterapéutico con autistas y psicóticos, todo esto puede ser muy útil, ya que uno de los problemas más importantes es la comunicación y expresión de sus emociones y sentimientos. En muchos casos, la palabra es demasiado abstracta, es un símbolo demasiado lejano de su realidad concreta; en otros puede significar un medio que pueden sentir demasiado directo y agresivo. Expresarse mediante la palabra no es menos complicado, cada palabra puede sentirse como perder una parte de sí mismos, una parte que cuando dejan de escuchar desaparece.

La comunicación mediante la obra artística da una alternativa más amplia, en algunos casos puede suponer una forma más indirecta y es la intermediaria entre el paciente y el terapeuta, cosa que puede dar más seguridad. Otro aspecto es que el paciente manipula directamente el material de la obra, esto posibilita crear símbolos propios donde pueden actuar sus fantasías internas. El símbolo (objeto) creado tiene la capacidad de poder ser agredido, reparado, destruido... y no desaparece, este símbolo resiste todos los ataques y se puede recuperar (recuerdo concreto) en cualquier momento que el paciente lo necesite dando seguridad, tranquilidad y facilitando la elaboración, la simbolización de lo qué está pasando

La forma en que el paciente se relaciona con su obra y con el terapeuta también nos dará pistas de cómo se relaciona con su mundo y de cómo lo puede sentir. Por lo tanto, lo más importante en el arte terapia no es la obra en sí misma sino el proceso de construcción de ésta. No hace falta saber dibujar, ni siquiera hace falta un pensamiento simbólico; se debe estar atento al proceso, a la relación con los materiales artísticos y a la relación con el terapeuta para poder entender de lo que se nos está hablando.

Otro factor importante en el arte terapia es que el paciente hace algo; aunque sea una línea o un trocito de papel o vacíe la pintura sobre un papel, se ha hecho alguna cosa. Este hecho conecta con la posibilidad de hacer y crear, ayuda a ser conscientes de esta capacidad constructiva dentro de un mundo interno de destrucción y caos.

Por último, hablar de la sensibilidad de las personas con autismo y psicosis. Viven en un mundo donde las sensaciones pasan a ser una de las cosas más importantes, en muchos casos los objetos y las personas no se perciben como una totalidad sino como sensaciones concretas y fragmentadas. Los materiales artísticos pueden ser muy variados y pueden dar sensaciones diferentes; analizar qué tipo de sensaciones son las buscadas y cuáles las rechazadas ayudará a entender cómo percibe el mundo y si descubrimos qué vía sensorial utiliza con más frecuencia, tendremos la posibilidad de acercarnos como olor, tacto, gusto, color, etc., y desde aquí ir ampliando hacia la percepción más total de los objetos.

D. Psicomotricidad

Dentro del trabajo institucional, las sesiones de psicomotricidad tienen un papel muy importante. Estos niños no tienen conciencia de sí mismos ni de los movimientos de su cuerpo; se mueven sin sentido, les falta la intencionalidad y viven en estado de indiferenciación entre ellos y el mundo externo. El proceso de diferenciación e individuación se trabaja fundamentalmente a través de la psicomotricidad. Ya hemos hablado en el capítulo 2 de sus dificultades de manipular, de mirar, de moverse. Se requiere una técnica especial de tratamiento psicomotriz, que tenga en cuenta todas las características de estos niños y trabaje la psicomotricidad a través de la interrelación.

Terapias individuales

Dentro de este grupo están las terapias ya descritas cuando hemos hablado del tratamiento institucional y también **la psicoterapia o psicoanálisis** que están indicados en los niños que han desarrollado un poco el proceso de simbolización. La técnica es muy específica y requiere un profesional especialista. El objetivo es que a través de la relación terapéutica el niño llegue a cambiar el funcionamiento autístico y adquiera un funcionamiento mental más evolucionado. Creemos que la psicoterapia psicoanalítica y el psicoanálisis son los abordajes terapéuticos más idóneos para conseguir un cambio en el funcionamiento mental. Pero están indicados en aquellos niños que con los otros abordajes han desarrollado un cierto nivel de comunicación.

Intervención terapéutica en el domicilio familiar

El objectivo es observar al niño en su ambiente familiar y conocer los estilos de interrelación y comunicación que tiene con los padres y hermanos. El objetivo es dar a la familia un conocimiento y comprensión del funcionamiento mental del niño y ayudarlos a encontrar maneras de relacionarse con el niño autista que les permita salir de la dinámica de conductas repetitivas y sin sentido que él provoca.

Tratamientos psicofarmacológicos

En la actualidad no existe un tratamiento farmacológico que resulte eficaz para el autismo. Se usan psicofármacos en los momentos en que los niños están agitados, muy angustiados o agresivos.

Esplais y ludotecas

Son lugares muy útiles para la sociabilización del niño autista, pero siempre es necesario que los educadores tengan un asesoramiento de los profesionales responsables de la terapia. Muchas veces es necesario que el niño vaya acompañado por un educador de soporte que le ayude a la integración en el grupo de niños.

La guardería y la escuela

Son los lugares donde con más frecuencia se detecta al niño autista. Por lo tanto deberían tener la posibilidad de conectar con especialistas que les ayudarán a observar al niño autista, a informar a los padres y ayudarlos a dar el paso de acudir a un profesional especialista. De hecho hoy en día en Cataluña existe la red asistencial de centros de atención precoz (CDIAP), centros de psiquiatría-psicología sectorizados (CSMIJ), centros de asesoramiento psicopedagógico (EAP) y centros específicos para el tratamiento de niños autistas que ya tienen contacto con guarderías, e inician tratamientos muy precoces, sobre todo los equipos de atención precoz (CDIAP) que han contribuido a favorecer notablemente una mejor evolución y por lo tanto un mejor pronóstico al realizar tratamientos individuales antes de los 2 años.

A veces el niño puede seguir un tratamiento individual y asistir a la guardería o la escuela hasta P-5, lo que le permite desarrollarse y evolucionar, a la vez que integrarse socialmente. Aunque es peligroso creer que el hecho de estar con niños que tienen un desarrollo normal lo normalizará o favorecerá la integración social. Hemos de tener presente que estos niños necesitan un entorno muy adaptado a sus necesidades para que se relacionen y se comuniquen con sus compañeros. Muchas veces para que esto ocurra tienen que ir a la guardería o escuela acompañados por un profesional de soporte.

Es delicado valorar si la asistencia únicamente a la guardería o escuela será beneficiosa o es necesario el tratamiento en un centro específico. Esto es algo que deberá evaluar un profesional especialista.

¿Qué actitud deberá tener el tutor?

El tutor/ra en el aula tiene que tener muy presente lo que hemos dicho en la descripción del tratamiento en el centro específico, en cuanto a tener en cuenta la comprensión del funcionamiento mental autista y en consecuencia organizar el entorno físico y personal de forma adecuada tal como se ha descrito anteriormente en este capítulo.

Además será imprescindible el asesoramiento del profesional responsable del caso y una coordinación regular en la que prevalezca la cooperación y la comunicación con todos los profesionales que intervengan.

Escolaridad compartida

Actualmente cada vez más y debido en parte a que hay más niños que evolucionan bastante, y también a que existe una red asistencial mucho más organizada y eficiente, a pesar de que es todavía insuficiente, la indicación de escuela compartida se hace más a menudo. Hay niños que van a un centro específico medio día o unas horas y a la escuela el resto del tiempo, y esto les resulta muy beneficioso.

La escuela compartida requiere mucha comunicación entre profesionales y sobre todo mucha honestidad. No vale tener a un niño en la escuela porque nos hace en apariencia más solidarios, ni tampoco vale no llevarlo si para el niño la integración en la escuela le sería realmente beneficiosa.

Hemos de tener en cuenta que el niño se tiene que sentir protegido por el entorno escolar para que pueda aprender. Y también tener presente que si el estar en una escuela supone un sufrimiento para el niño que es consciente de que no llega a aprender como los demás y eso lo bloquea, será mejor que vaya a una escuela especial, donde pueda sentirse igual que los otros. Recordemos que muchas veces se defiende la integración para no hacer diferencias ni discriminaciones y se olvida de que un niño integrado que sufre porque nunca aprenderá igual que los demás y se siente muy diferente y a veces humillado, en lugar de integrarlo socialmente se le fomenta la tendencia al aislamiento, porque la integración le hace tener que soportar una frustración demasiado intolerable.

Para que le niño pueda integrarse en la escuela es necesario que vaya acompañado por un educador/a de soporte que esté en conexión con el centro específico o centro de día.

Bibliografía

ANGEL, A., ALCACER, B., DELGADO, D., VICENTE, R. M.ª, VIUDES, E., VILOCA, LL. : «Reflexions sobre el comportament psicomotor en nens autistes i psicòtics». Treball d'investigació Centre Especial Carrilet. 1990-1997.

ABELLÓ DE BOFILL, N.: «La observación de un niño y su comprensión psicoanalítica». *Temas de Psicoanálisis*, vol. I, 1996.

AJURIAGUERRA, J.: *Manual de psiquiatría infantil*, Barcelona, Masson, 1979.

ALCACER, B.: «Paper del Cos-Ment en el procés de diferenciació», Barcelona, ponencia presentada en las XII Jornadas de Pràctica Psicomotriu, marzo de 1995.

AMORÓS, C. y ABELLÓ, N.: «Necessitats bàsiques del nen petit. Detecció de l'inici d'una organització patològica i atenció precoç», ponencia presentada en las III Jornades Catalanes d'Autisme i Psicosis infantils, Barcelona, ACTTAPI, marzo de 1990.

BARON-COHEN, S.: «Perceptual role taking and protodeclarative pointing in autism», *British Journal of Developmental Psychology*, 7, 1989.

BARON-COHEN, S., COX, A., BAIRD, G., SWETTENHAM, J., NIGHTTINGALE, MORGAN, K., DREW, A., y CHARMAN, T.: «Marcadores psicológicos en la detección del autismo infantil en una población amplia», en A. Rivière

119

y J. Martos (comps.), *El tratamiento del autismo. Nuevas perpectivas*, Madrid, IMSERSO-APNA, 1997.

BARON-COHEN, S.: *Autismo: una guía para padres*, Madrid, Alianza Editorial, 1998.

BICK, E.: «Notes on infant observation in psycho-analytic training». *Int. J. Psychoanal.*, 45, 1964.

BICK, E.: «The experience of the skin in early object relation». *Int. J. Psychoanal.*, 49, 1968.

BICK, E.: «L'experiència de la pell en les relacions d'objecte primerenques». *Revista Catalana de Psicoanàlisi*, X, 1-2, 1968.

BION, W. R.: «A Psycho-analytic Study of Thinking». *Int. J. Psychoanal*, 43, 1961; *Revista de Psicoanálisis*, XXII, 1-2, 1965.

BION, W. R.: «A Theory of Thinking». *Int. J. Psychoanal*, XLIII, 4-5, 1962.

BION, W. R.: *Learning from Experience*, Heinemann, Londres, 1963 (trad. cast.: *Aprendiendo de la experiencia*, Buenos Aires, Paidós, 1966.).

BION, W. R.: «Catastrophic Change». *Scientific Bulletin of the British Psychoanalytical Society,* 5, 1966.

BION, W. R.: «Attention and Interpretation». *Tavistock Publications*, Londres, 1970.

BLECUA, J. (Centro Especial de Autistas «Carrilet»): «Una aproximación al trabajo con niños psicóticos y autistas», II Symposium Nacional de autismo, Centro rehabilitación autismo infantil «El Cau», Castellón, Diputación de Castellón, 1985.

BLECUA, J., y VILOCA, Ll.: «Algunas orientaciones en la intervención familiar en la atención temprana del autismo y las psicosis infantiles», Centro Carrilet, Actas V Congreso Nacional de terapeutas de autismo y psicosis infantiles, Cádiz, abril 1988.

BLECUA, J.: «Acte inaugural», III Jornades Catalanes d'autisme i psicosis infantils, Barcelona, ACTTAPI, marzo de 1990.

BRAZELTON, T. B.: «La importancia de la intervención temprana», *Entender el bebé hoy*, VI Jornadas Internacionales del Centro Psicopedagógico para la Educación del Deficiente Sensorial, Barcelona, Fundació Caixa de Pensions, 1989.

BRUN, J-M. (Centro Terapéutico «Bellaire»): «Hemos decidido vivir», II Symposium Nacional de autismo, Centro rehabilitación autismo infantil «El Cau», Castellón, Diputación de Castellón, 1985.

120

BRUNER, J. S.: «From communication to language: a psychological perspective», *Cognition*, 3, en A. Perinat (comp.) *La comunicación preverbal*, Avesta, Barcelona, 1974.

BRUNER, J.: *El habla del niño*, Barcelona, Paidós, 1986.

BUÑUEL, J.: «El autismo y las psicosis infantiles desde un punto de vista neurológico», Actas de las II Jornades Catalanes d'autisme i psicosis infantils, organizadas por ACTTAPI, Gerona, noviembre de 1987.

BUÑUEL, J.: «Lo que entendemos debe tener una institución de psicóticos para que sea terapéutica», Actas de las II Jornades Catalanes d'autisme i psicosis infantils, organizadas por ACTTAPI, Gerona, noviembre de 1987.

CENTRE ESPECIAL CARRILET: «Vida terapéutica en un hospital de día para niños autistas y psicóticos», *SEREM*, 1976.

CID, D.: «Treball institucional», Actas de las II Jornades Catalanes d'autisme i psicosis infantils, organizadas por ACTTAPI, Gerona, noviembre de 1987.

COROMINES, J.: «Polimorfisme clínic de la psicosi en la infància: Problemes psicoterapèutics que planteja». *Revista Catatalana de Psicoanàlisi*. VII, 1, 1990.

COROMINES, J.: *Psicopatologia i Desenvolupament Arcaics*, Ed. Espax, S.A.; Barcelona, 1991.

COROMINES, J.: «Visió psicoanalítica de l'autisme; conceptes bàsics. Possibilitats pedagògiques i psicoterapèutiques», IV Jornades Catalanes d'Autisme i Psicosis infantils, Barcelona, ACTTAPI, noviembre de 1994.

COROMINES, J.: «Possibles vinculacions entre organitzacions patològiques de l'adult i problemes del desenvolupament mental primari». *Revista Catalana de Psicoanàlisi*, IX, 1-2, 17, 1994.

DE LEÓN, D.: «Reflexiones acerca del tratamiento de la psicosis desde la perspectiva institucional», comunicación presentada en las III Jornades Catalanes d'Autisme i Psicosis infantils, Barcelona, ACTTAPI, marzo de 1990.

DEL CAMPO, P. *La música como proceso humano*. Salamanca, Amaru, 1997.

EMDE, R. N., GAENSBAUER, T. J. Y HARMON, R. J.: «Emotional expression in infancy: A biobehavioral study», *Psychological Issues Monograph Series* 1, nº 37, 1976.

FIESCHI, E.: «El cos, la representació, el joc. La progressiva integració sensorial en el tractament d'un nen psicòtic», *Revista Catalana de Psicoanàlisi*, vol. XIV, nº2, 1997.

FOLCH, P.: *Seminari sobre el símbol*, curso 1989-1991, 1991.

FREUD, S.: «Tres ensayos para una teoría sexual», en *Obras completas*, vol. IV. Madrid, Biblioteca Nueva, 1905.

FRITH, U.: *Autismo, Investigación experimental de Baron-Cohen, Leslie y Frith (1985)*, Madrid, Alianza, 1991.

FRITH, U.: *Autism and Asperger syndrome*, Cambridge, Cambridge University Press, 1991.

GARANTO, J.: «Epidemiologia de l'autisme i les psicosis infantils a Catalunya», IV Jornades Catalanes d'Autisme i Psicosis infantils, Barcelona, ACTTAPI, noviembre de 1994.

GEISSMAN C.: «L'enfant aux billes: essai sur la communication chez un enfant autiste», *Journal de la psychanalyse de l'enfant*, vol. 8, 1990.

GILBERT, C., EHLERS, S., SCHAUMANN, H., JACOBSON, G., DAHLGREN, S., LINDBOLM, R., BAHENHOLM, A., TJUUS, T., y BLINDER, E.: «Autism under age three years: A clinical study of 28 cases in infancy», *Journal of Child Psychology and Psychiatry*, 31, 1990.

GILLBERG, CH.: «Autisme i la seva diversitat de trastorns. Epidemiologia i neurobiologia», IV Jornades Catalanes d'Autisme i Psicosis infantils, Barcelona, ACTTAPI, noviembre 1994.

GILLBERG, CH., y PEETERS, T.: *Autism. Medical and Educational Aspects*, Berchem, Janssen-Cilag, 1995.

GRIMALT, A. y MIRÓ, M.ª T.: «Experiències primitives i pensament simbòlic: un exemple clínic». *Revista Catalana de Piscoanàlisi,* IX, 1992.

HALLIDAY, H. A. K.: *Exploraciones sobre las funciones del lenguaje*, Barcelona, Media y técnica, 1982.

HOBSON, P.: «Autisme: un trastorn d'intersubjectivitat», IV Jornades Catalanes d'Autisme i Psicosis infantils, Barcelona, ACTTAPI, noviembre de 1994.

HOBSON, R. P., y LEE, A.: «Hello and Goodbye: A study of social engagement in autism», *Journal of Autism and Developmental Disorders*, 28, 1998.

HOUZEL, D.: «Reflexiones psicoanalítiques sobre el marc institucional en un hospital de dia per a nens psicòtics. A propòsit d'una experiència de grup», Actas de las II Jornades Catalanes d'Autisme i Psicosis infantils, organizadas por ACTTAPI, Gerona, noviembre de 1987.

INSTITUCIÓN BALMES - SANT BOI DE LLOBREGAT: «Estrategias de intervención con alumnos con problemáticas psicosociales», comunicación presentada en las IV Jornades Técniques d'Educació Especial, Barcelona, noviembre de 1997.

ISSACS, S.: «Naturaleza y función de la fantasía», en Desarrollos en Psicoanálisis, M. Klein, P. Heimann y otros, Buenos Aires, Horné, 1946.

JIMÉNEZ, C-L.: «Tratamiento de personas adolescentes y adultas con autismo: deseos y tareas frente a cambios y posibilidades», IV Jornades Catalanes d'Autisme i Psicosis infantils, Barcelona, ACTTAPI, noviembre de 1994.

KANNER, L.: «Autistic disturbances of affective contac.», Nervous Child, 2, 1943.

KLEIN, M: Importancia de la formación del símbolo en el desarrollo del yo, Obras Completas, Melanie Klein, vol. II contribuciones al Psicoanálisis, Argentina, Paidós, 1916.

KLEIN, M: «Observando la conducta del bebé», Desarrollos en Psicoanálisis, Buenos Aires, Paidós, Horné, 1952.

L'ÉQUIPE DE CLAIRIVAL: «Activité thérapeutique d'un centre de jour pour enfants psychotiques», Cahiers Psychiatriques Genevois, 11, 1991.

LÓPEZ, J: «Evolució d'una nena psicòtica a través del tractament psicoterapèutic», Actas de las II Jornades Catalanes d'autisme i psicosis infantils, organizadas por ACTTAPI, Gerona, noviembre de 1987.

MAHLER, M.: On Human Symbiosis and the Vicissitudes of Individuation, Nueva York, International University Press, 1968.

MANZANO, J., y PALACIO-ESPASA, J.: Estudio sobre la psicosis infantil, Madrid, Científico Médica, 1984.

MAZET: Psicopatología de la primera infancia, París, Masson, 1990.

MELTZER, D.: Exploración del autismo, Buenos Aires, Paidós, 1979.

MELTZOFF, A., y BARTON, R.: «Intermodal Matching in human neonates», Nature, noviembre de 1979.

MONY-KYRLE: The collected paper of Roger Money Kyrle, en Donald Meltzer and Edna O'Saughnessy (comps.), Londres, Clunie Press, 1968.

MOORE, D., HOBSON, R. P., y LEE, A.: «Components of person perception: An investigation with autistic, non-autistic retarded and typically developing children and adolescents», British Journal of Developmental Psychology 15, 1997.

MUÑOZ: «Estereotipias, trastornos del desarrollo y estudios con neuroimagen», Revista de neurología. n.º 28, sup. 2, 1999

NEGRI, R.: «El significado de los signos de alarma», *Revista de Psicopatologia Precoç* de la Asc. d'Estimulació Precoç, diciembre de 2001.

OLIVA, M. V., y VILOCA, Ll.: «De l'autosensorialitat a la representació simbólica en el tractament dels nens autistes», *Revista Catalana de Psicoanàlisi*, IX, 1-2, Barcelona, 1992.

OLIVA, M. V. y VILOCA, Ll.: «Dall'autosensorialità alla rappresentazione simbolica nel trattamento di bambini autistici», *Quaderni di Psicoterapia Infantile*, 25, 121, 1993.

OROMÍ, I., y VILOCA, L.: «El somieig i el joc com a refugi, enfront de les ansietats psicòtiques d'un nen amb un trastorn de la identitat sexual», *Revista Catalana de Psicoanàlisi*, vol. XII, n.º 1, 1995.

OROMÍ, I.: «Aportacions de la psicoanàlisi a la comprensió dels mecanismes i funcionament psicòtic en el nen», XVI Jornades de la *Revista Catalana de Psicoanàlisi*. noviembre de 2001. Barcelona (pendiente de publicar en la *Revista Catalana de Psicoanàlisi*).

PALAU, M., CARRASCO, CH., DELGADO. D., SUBIRANA. y VILOCA, LL.: «Abordatge interinstitucional i interdisciplinari en l'evolució d'una nena autista de 3 anys». XVI Jornades de la *Revista Catalana de Psicoanàlisi*. noviembre de 2001 (pendiente de publicación)

PÈLACH, F.: «Presentació», IV Jornades Catalanes d'Autisme i Psicosis infantils, Barcelona, ACTTAPI, noviembre de 1994.

PIAGET, J.: *El nacimiento de la inteligencia en el niño*, Madrid, Aguilar, 1969.

RAMON, C.: «Al caire de l'abisme, art teràpia amb un nen amb trets autistes víctima d'abús sexual.» www.metafora.org.

RIMLAND, B.: «High dosage levels of certain vitamins in the treatment of children with severe mental disorders», en Hawkins, D. y Pauling, L. *Orthomolecular Psychiatry*, San Francisco, W. H. Freeman, 1973.

RIVIÈRE, A. y COLL, C.: «Individuación e interacción en el período sensoriomotor. Apuntes sobre la construcción genética y del objeto social.», XXème Journée d'Étude de ASPLF, 1987.

RIVIÈRE, A.: «Procesos pragmáticos y atribución de estados mentales: un análisis de las deficiencias sociales severas en humanos y de las peculiaridades comunicativas en otros primates», en Actas del I Congreso Oficial de Psicólogos, 1990.

RIVIÈRE, A. «Teoría de la mente y motivos del yo en autismo», IV Jornades Catalanes d'Autisme i Psicosis infantils, Barcelona, ACTTAPI, noviembre de 1994.

RIVIÈRE, A.: «Origen y desarrollo de la función simbólica en el niño» J. Palacios en *Desarrollo psicológico y educación*, tomo I, en A. Marchesi, C. Coll (comps.), Madrid, Alianza Psicología, 1994.

RIVIÈRE, A.: «Conducta de juego y expresiones emocionales de niños autistas no verbales en una situación natural de interacción», Actas del congreso *La esperanza no es un sueño*, V Congreso Internacional Autismo-Europa, Escuela Libre Editorial, tomo I, Barcelona, mayo de 1996.

RIVIÈRE, A.: «El tratamiento del autismo como trastorno generalizado del desarrollo. Principios generales», en A. Rivière y J. Martos (comps.), *El tratamiento del autismo*, Nuevas perspectivas, Madrid, APNA, 1997.

RIVIÈRE, A. y MARTOS, J.: *El niño pequeño con autismo*, Madrid, APNA, 2000.

RUTTER, M. y SCHOPLER, E.: *Autismo*, Madrid, Alhambra, 1984.

SEGAL, H.: «Notes sobre formació de símbols», en *Revista Catalana de Psicoanálisis*, vol. IX, n.º 1/2.

SEGAL, H.: *Dream, Phantasy and Art*, New Library of Psycho-Analysis. Londres, Tavistock/Routledge, 1991.

SHAW, W., LEWIS, L., SEROUSSI, K., SCOTT, P., RIMLAND, B. y SEMON, B.: *Biological treatments for autism and PDD*, Sunflower Press, 1998.

SOLÉ: «Aproximación psicodinámica a la neonatología». *Cuadros de psiquiatría y psicoterapia infantil*, nº 19 y 20, 1995.

SPENSLEY, S.: *Frances Tustin*, Londres, Routledge, 1995.

STERN, D.: *La primera relación madre-hijo*, Madrid, Morata, 1983.

STERN, D.: *The Interpersonal World of the Infant*, Nueva York, Basic Books Inc. Publishers, 1985.

STERN, D.: *El diari d' un bebè*, Barcelona, Columna, 1996.

STERN, D.: *El mundo interpersonal del infante*, Barcelona, Paidós, 1996.

SUBIRANA, V.: «La protección de las primeras relaciones como forma de prevención primaria». *Menores Año III*, nº15, septiembre-octubre de 1986.

SUBIRANA, V.: «Algunos aspectos de por qué me parece importante una institución para el tratamiento de los niños autistas», Actas de las II Jornades Catalanes d'Autisme i Psicosis Infantils, organizadas por ACT-TAPI, Gerona, noviembre de 1987.

SUBIRANA, V.: «Aspectos diagnósticos y terapéuticos del niño con trastorno autista», *Revista Estudio sobre Psicosis Infantil y Retardo Mental*, AMERPI, México, Grupo TESEO, vol. 2, 1990.

SUBIRANA, V.: «Seminari sobre les ansietats que apareixen a la psicoteràpia d'un nen postautista», *Revista Catalana de Psicoanàlisi*, vol. VII, nº1, Barcelona, 1990.

SUBIRANA, V., y VILOCA, Ll.: «Autisme de 0 a 4 anys: Criteris diagnòstics de l'experiència dinàmica del Centre Carrilet de Barcelona», comunicación presentada en las IV Jornades Catalanes d'Autisme i Psicosis Infantils, Barcelona, ACTTAPI, noviembre de 1994.

SUBIRANA, V.: «Los padres como primeros agentes de cambio positivo en el niño autista pequeño», Actas del congreso *La esperanza no es un sueño*, V Congreso Internacional Autismo-Europa, tomo II, Barcelona, Escuela Libre Editorial, mayo de 1996.

SUBIRANA, V.: «Algunos aspectos dinámicos para la comprensión del autismo», III Symposium Internacional Planteamiento Actual de las Psicosis, Martorell, Centro Neuropsiquiátrico Sagrado Corazón.

SUBIRANA, V.: «El lenguaje en el niño autista», *Revista Estudios sobre psicosis infantil y retardo mental,* AMERPI, vol. 3, México, 1998.

SUBIRANA, V., y VILOCA, Ll.: «Visión dinámica del autismo sobre material clínico», Autismo infantil. Simposium Internacional de Autismo, Madrid, SEREM, 1978.

THEVARTHEN, C. y HUBLEY, P.: «Secondary intersubjetivity. Confidence, confiding, and acts of meaning in the first year», en A. Lock (comp.), *Action, gesture and symbol*, Londres, Academic Press, 1978.

THEVARTHEN, C.: «Comunication and cooperation in early infancy. A description of primary intersubjetivity», en M. Bullowa (comp.), *Before speech. The beginning off human communication*, Londres, Cambridge University Press, 1979.

THEVARTHEN, C.: «The primary motives for cooperative understanding», en G. BUTTERWOTH y P. LIGHT (comps.), *Social cognition: Studies of the development of understanding*, Londres, Harvester Press, 1982 (trad. cast.: «Los motivos primordiales para entenderse y para cooperar», en A. Perinat [comp.], *La comunicación preverbal*, Barcelona. Avesta).

THEVARTHEN, C., AITKEN, K., PAPOUDI, D., y ROBARTS, J.: *Children with autism. Diagnosis and interventions to meet their needs*, Londres, Jessica Kingsley Publishers, 1996.

TUDELA, J. (Centro Especial de Autistas Carrilet): «Experiencia de integración de un niño psicótico en una guardería», II Symposium Nacional de Autismo, Centro Rehabilitación Autismo Infantil El Cau, Castellón, Diputación de Castellón, 1985.

TUSTIN, F.: *Autismo y psicosis infantiles*, Buenos Aires, Paidós, 1977.

Tustin, F.: *Autistic Barriers in Neurotic Patients*, Londres, Karnac, 1986.

Tustin, F.: *Estados autísticos en los niños*, Buenos Aires, Paidós, 1987.

Tustin, F.: «Psicoterapia con niños que no pueden jugar». *Libro Anual de Psicoanálisis*, 189, Lima, Imago, 1988.

Tustin, F.: «Revised understanding psychogenic autism», *The International Journal of Psycho-Analysis*, vol. 72, parte 4, 1991.

Viloca, Ll., y Vicente, R. M. : «L'atenció terapèutica a les famílies en l'espai d'interacció d'entrada i sortida al Centre Carrilet», comunicación presentada en las III Jornades Tècniques d'Educació Especial, Barcelona, mayo de 1995.

Viloca, Ll.: «Observación de niños autistas», Actas del IV Congreso Nacional de Terapeutas de Autismo y Psicosis infantiles, organizado por AETAPI, Ayuntamiento de Valladolid, 1986.

Viloca, Ll.: «Polimorfisme clínic de la psicosi en la infància: Problemes psicoterapèutics que planteja», *Revista Catalana de Psicoanàlisi*, vol. VII, n.º 1, Barcelona, 1990.

Viloca, Ll., Viudes, E. y Avilés, P. (Centre especial Carrilet): «Los precursores de la simbolización en los niños autistas», Actas del congreso *La esperanza no es un sueño*, V Congreso Internacional Autismo-Europa, tomo I, Barcelona, Escuela Libre Editorial, mayo de 1996.

Viloca, Ll.: «La institució com a element terapèutic», Actas de las II Jornades Catalanes d'Autisme i Psicosis infantils, organizadas por ACTTAPI, Gerona, noviembre de 1987.

Viloca, Ll.: «Ansietat Catastròfica: de la sensorialitat a la comunicació», *Societat Espanyola de Psicoanàlisi. Institut de Psicoanàlisi de Barcelona*, 1998. *Revista Catalana de Psicoanàlisi*. XV, 1, 1998.

Viloca, Ll., SAEZ, E., VICENTE, R. M.ª: Niño autista de 8 años: cambios de comportamiento coincidentes con notables cambios en el SPECT. Actas del Congreso Nacional de Psiquiatría Infantil. Barcelona, 1998.

Viloca, Ll.: «Atenció al nen autista dins la xarxa sanitària», *A.C.S.A.M*, Butlletí 9, 1999.

Viloca, Ll.: «De la discontinuïtat a la continuïtat en la relació d'objecte». *Revista Catalana de Piscoanàlisi*. XVI, 1, 1999.

Winnicott, D.: «Transitional Objects and Transitional Phenomena», *Int. Journal Psychoanal.*, 34, 1953.

Winnicott, D.: *Collected Papers*, Londres, Tavistock, 1963.

Winnicott, D.: «El miedo al derrumbe», en *Exploraciones Psicoanalíticas I*, Buenos Aires, Paidós, 1993.

Anexos

Orientaciones para la detección precoz

En el esquema 17 se muestran las orientaciones para la detección temprana del autismo infantil:

I. INFORMACIÓN FACILITADA POR LA FAMILIA O PREGUNTADA POR EL PROFESIONAL DE LOS SERVICIOS DE SALUD Y EDUCACIÓN INFANTIL	RESPUESTAS AUTISTAS TÍPICAS	PUNTUACIÓN
1. Cuando la madre, el padre u otros adultos del entorno familiar le hablan, ¿mira a la cara y a los ojos?	No	Doble puntuación
2. Cuando se le dan indicaciones para hacer alguna acción ¿responde?	No	
3. Cuando le llaman por su nombre ¿se gira o da señales de haber escuchado ?	No	

Esquema 17: Test para la detección precoz.

I. Información facilitada por la familia o preguntada por el profesional de los servicios de salud y educación infantil	Respuestas autistas típicas	Puntuación
4. Cuando la madre o el padre se marchan y dicen adiós con la mano, el/la niño/a ¿responde imitando? Cuando vuelven ¿sonríe y muestra alegría?	No	Doble puntuación
5. A menudo ¿coge rabietas frecuentes y persistentes en situaciones de cambio, por ejemplo dejar de hacer una cosa, salir de un espacio?	Sí	
6. * ¿Comparte la atención con la madre o el padre cuando miran un cuento o cualquier otra actividad?	No	
7. ¿Se interesa por lo que hacen a su alrededor los padres u otros adultos, por ejemplo preparar la comida para él u otras actividades cotidianas?	No	
8. ¿Le gusta el contacto físico y juegos motrices en la falda, como por ejemplo hacer manitas, saltar sobre las piernas del padre o la madre estando cara a cara?	No	
9. Cuando el niño/a quiere una cosa ¿coge a la persona de la mano y la lleva hasta el objetivo que quería?	Sí	
10. Cuando quiere una cosa ¿emite palabras o sonidos?	No	
11. Si se cae, o le pasa algo, ¿llama la atención y pide ayuda, por ejemplo, orientándose en la dirección de las personas que están con él?	No	
12. * Cuando está en el parque, en la consulta del pediatra o en otros lugares ¿muestra interés, se acerca y juega con los niños?	No	
13. ¿Alguna vez juega al juego de esconderse e ir a buscar?	No	

(Continuación)

I. Información facilitada por la familia o preguntada por el profesional de los servicios de salud y educación infantil	Respuestas autistas típicas	Puntuación
14. ¿Se pone muy inquieto en situaciones inesperadas?	Sí	
15. En casa o en espacios abiertos ¿le gusta jugar al juego «que te cojo»?	No	
16. * ¿Alguna vez utiliza el dedo índice de la mano para señalar **mostrando** interés por algún objeto o situación?	No	
17. ¿Alguna vez utiliza el dedo índice de la mano para señalar, **pidiendo** algún objeto?	No	
18. * ¿Se interesa por los juguetes (coches, muñecas, muñequitos, cubos,...) y los utiliza **adecuadamente** (por ejemplo los hace rodar bien, los pone en el garaje, los abraza, les hace hacer acciones, hace torres...)?	No	
19. * Si coge algún objeto o juguete ¿simula o representa como si fuera otra cosa (por ejemplo un trozo de madera o algo como un coche u otro objeto real)?	No	
20. * ¿Representa acciones o situaciones como si hiciera la función de otro, por ejemplo jugar a cocinitas o dar de comer a una muñeca?	No	
21. ¿Muestra, ofrece o da objetos para iniciar una interacción con el adulto?	No	
22. * ¿Le gustan siempre las mismas cosas, por ejemplo la misma ropa, la misma comida, las mismas películas de vídeo?	Sí	
23. ¿Hace movimientos repetitivos: aleteos, girar objetos y el cuerpo,... de forma frecuente? ¿Se interesa por alguna parte de los objetos?	Sí	Doble puntuación
Puntuación total		

(Continuación)

131

II. OBSERVACIÓN DIRECTA, CON LA PRESENCIA DE LOS PADRES, HECHA POR PROFESIONALES DE LA GUARDERÍA, SERVICIOS DE PEDIATRÍA, SERVICIOS DE ATENCIÓN TEMPRANA... (TAMBIÉN SE PUEDE HACER SIN LA PRESENCIA DE LA FAMILIA)	RESPUESTAS AUTISTAS TÍPICAS	PUNTUACIÓN
1. ¿Tiende a mirar a los ojos cuando se le reclama la atención, por ejemplo al saludarle?¿Es fácil el contacto ocular con el niño/a?	No	Doble puntuación
2. * Reclamando la atención del niño/a ¿es capaz de mirar hacia donde centra la atención el adulto cuando éste dice y señala, por ejemplo, mira qué muñeco más bonito?	No	
3. * Si los padres están presentes y se le dice al niño/a dónde está la madre o el padre, ¿lo indica con su índice o se orienta en la dirección correcta?	No	
4. * Si se le dice al niño/a dónde está un objeto conocido que no puede coger, ¿lo señala con el dedo índice?	No	
5. * Si se le da un coche y unos muñecos y se le dice que se van de viaje, ¿los sube al coche y lo pone en movimiento? ¿Puede simular que le da la comida a una muñeca con utensilios de juguete?	No	
6. ¿Acepta el niño/a ser cogido de la mano para mostrarle algo?	No	
7. * ¿Se puede establecer algún tipo de juego interactivo, como por ejemplo lanzarle la pelota y que el niño/a la devuelva con cierta persistencia?	No	
8. Cuando se va de la consulta ¿puede decir adiós con la mano como respuesta de la despedida del adulto?	No	
9. Si se le muestra un cuento y se reclama su atención, ¿comparte mirarlo con el adulto?	No	
Puntuación total		

(Continuación)

Introducción

Las presentes orientaciones tienen como finalidad facilitar la discriminación entre patología y normalidad a los profesionales de la salud y la educación dedicados a la población de 0-3 años.

El objetivo es la prevención y detección temprana de las posibles alteraciones en el desarrollo de los niños en las primeras edades. Y si hiciera falta, la posterior derivación a los servicios específicos de atención en salud mental y educación específica.

Estas orientaciones no tienen una validación estandarizada, pero sirven de guía para poner en marcha los mecanismos de alarma de los servicios de la primera infancia y consecuentemente la derivación a los servicios específicos y la puesta en marcha de la terapéutica adecuada.

Interpretación

Su aplicación es a partir de los 18 meses de vida

El conjunto de las preguntas hacen referencia a actividades y situaciones del desarrollo ordinario. La práctica totalidad de los niños sin dificultades las han adquirido a los 18 meses de vida. Más allá de esta edad, ya se puede considerar el desarrollo alterado o sospechoso de que algo no va bien.

La puntuación a cada respuesta es uno.

En el apartado I, cuando la puntuación se aproxima al valor máximo total, es decir 26, estaríamos delante de un posible caso de autismo.

Por el contrario, cuanto más baja sea la puntuación, hablamos de posible retraso en el desarrollo o retraso mental. Si la puntuación es 0 o próxima a 0 hablamos de normalidad.

Las preguntas señaladas por un asterisco pueden ser discriminatorias del autismo. Si se puntúa en tres o más de las preguntas señaladas por un asterisco puede haber riesgo de sufrir autismo infantil.

La parte primera se puede facilitar a la familia para que la rellene, o puede ser preguntada, en la misma sesión, por los diferentes profesionales como complemento de la parte II.

La correlación o no entre las preguntas señaladas por un asterisco en las partes primera y segunda, ratificaría o no la consistencia de la evolución final de posible autismo.

Direcciones de centros específicos. Direcciones de asociaciones de padres. Direcciones de profesionales

Agrupación Deportiva AUTISMO Y DEPORTE
Dirección: C/ Costa Rica, 56
Código Postal: 09001 **Localidad:** Burgos
Provincia: Burgos
Teléfono: 947 461 243 **Fax:** 947 461 245
Correo electrónico: autismoburgos@retemail.es

Autismo y TGD ARCÁNGEL JAÉN
Centro de Día ARCÁNGEL
Dirección: Camino Fuente de la Peña, 53-bajo
Código Postal: 23002 **Localidad:** Jaén
Provincia: Jaén
Teléfono: 953 234 283 **Fax:** 953 234 283

APNA - CADIZ (Asociación de padres de niños autistas de Cádiz)
Dirección: C/ Rosadas, s/n
Código Postal: 15510 **Localidad:** Puerto Real
Provincia: Cádiz
Teléfono: 956 474 563 **Fax:** 956 474 563

Asociación RIOJANA PARA EL AUTISMO
ARPA AUTISMO RIOJA
Dirección: Boterías, 7-9 bajo
Código Postal: 26001 **Localidad:** Logroño
Provincia: La Rioja
Teléfono: 941 206 652 **Fax:** 941 206 652

Associació Catalana de terapeutes de austisme i psicosi infantil (ACTTAPI)
Dirección: C/ Campoamor, 5.
Código Postal: 08031 **Localidad:** Barcelona
Provincia: Barcelona
Teléfono: 93 427 74 19

Asociación ALANDA. (Asociación para el Apoyo Familiar, Escolar
e Individual)
Dirección: C/ Valderribas, nº 8-2º C
Código Postal: 28007 **Localidad:** Madrid
Provincia: Madrid
Teléfono: 91 501 91 34

Asociación de Padres de Autistas de Cantabria (APAC)
Dirección: C/ Macías Picavea, nº 8 - bajo
Código Postal: 39003 **Localidad:** Santander
Provincia: Cantabria
Teléfono: 942 361 401 **Fax:** 942 361 401

Asociación APACAF
Dirección: Placer, 5-3B
Código Postal: 36202 **Localidad:** Vigo
Provincia: Pontevedra
Teléfono: 986 226 647 **Fax:**
Correo electrónico: apacaf@wanadoo.es

Centro ABRAÑA
Dirección: Pereiro, 18 - Berres
Código Postal: 36688 **Localidad:** A Estrada
Provincia: Pontevedra
Teléfono: 986 587 475 **Fax:**
Página web: http://perso.wanadoo.es/apacaf

Asociación APNABI (Asociación de padres de afectados de autismo y
otras psicosis infantiles de Bizkaia)
Dirección: C/ Pintor Antonio Guezala, 1 y 2. Lonjas
Código Postal: 4815 **Localidad:** Bilbao
Provincia: Vizcaya
Teléfono: 944 755 704 **Fax:** 944 762 992

Asociación ASPANAES
Dirección: Castro de Elviña, s/n
Código Postal: 15008 **Localidad:** La Coruña
Provincia: La Coruña
Teléfono: 981 293 833 **Fax:** 981 293 833
Correo electrónico: aspanaes@ecom3.alehop.com

ASOCIACIÓN DE PADRES DE NIÑOS CON AUTISMO DE BADAJOZ (APNABA)
Dirección: C/ Félix Fernández Torrado s/nº
Código Postal: 06011 **Localidad:** Badajoz
Provincia: Badajoz
Teléfono: 924 258 905 **Fax:** 924 258 905
Correo electrónico: anacla@correo.cop.es

Asociación ARIADNA
CC.EE. La Cañada
Dirección: C/ La Moral, s/n
Código Postal: 37006 **Localidad:** Salamanca
Provincia: Salamanca
Teléfono: 923 123 600 **Fax:** 923 122 741

Centro de día Vila Joana
Dirección: Ctra. de les Planes, Km 52
Localidad: Barcelona
Provincia: Barcelona
Teléfono: 93 204 64 12

Centro de Educación Especial CERAC
Dirección: Ronda del Carril, 75
Código Postal: 08530 **Localidad:** La Garriga
Provincia: Barcelona
Teléfono: 93 435 16 79

Centro de Servicios Educativos Específicos Balmes
Dirección: Eucaliptus, 33. Parc de Marianao
Código Postal: 08830 **Localidad:** Sant Boi de Llobregat
Provincia: Barcelona
Teléfono: 93 640 04 20

Centro NOSTRE MÓN
Dirección: Sant Agustí, 10
Código Postal: 08301 **Localidad:** Mataró
Provincia: Barcelona
Teléfono: 93 796 04 00

Centro Terapéutico BELLAIRE
Dirección: C/ Ramon Llull, 29-31
Código Postal: 08193 **Localidad:** Bellaterra
Provincia: Barcelona
Teléfono: 93 580 81 64

Centro Terapéutico L'ALBA
Dirección: C/ Iradier, 15
Código Postal: 08017 **Localidad:** Barcelona
Provincia: Barcelona
Teléfono: 93 418 36 76

Centro Concertado de Educación Especial ARAYA
Dirección: C/ Ramón Power, 9
Código Postal: 28043 **Localidad:** Madrid
Provincia: Madrid
Teléfono: 91 765 16 83 **Fax:** 91 734 12 08
Correo electrónico: aarrabalm@nexo.es

Asociación AUTISMO BURGOS
Dirección: C/ Valdenúñez, 8
Código Postal: 09001 **Localidad:** Burgos
Provincia: Burgos
Teléfono: 947 461 243 **Fax:** 947 461 254
Correo electrónico: autismoburgos@retemail.es
Página web: http://www.personal3.iddeo.es/autismoburgos

Asociación de Padres de Niños y Adultos Autistas de Málaga
AUTISMO MÁLAGA
Dirección: C/ Obsidiana n.º 1, Torre Alfa (Urb. Sta. Cristina)
Código Postal: 29006 **Localidad:** Málaga
Provincia: Málaga
Teléfono: 952 336 950 **Fax:** 952 336 950
Correo electrónico: apnaam@eresmas.com
Página web: http://members.es.tripod.de/autismomalaga2

Asociación AUTISMO VALLADOLID
Dirección: C/ Paseo Zorilla, 141
Código Postal: 47008 **Localidad:** Valladolid
Provincia: Valladolid
Teléfono: 983 276 900 **Fax:** 983 276 900
Correo electrónico: corroaut@arrakis.es

Asociación B.A.T.A.
(Baión Asociación Tratamiento del Autismo)
Dirección: Baión
Código Postal: 36614 **Localidad:** Vilanova de Arousa
Provincia: Pontevedra
Teléfono: 986 565 128 **Fax:** 986 565 944
Correo electrónico: asociacion@autismobata.org
Página web: http://www.autismobata.org

Asociación CENTRO ESPAÑOL DEL AUTISMO
Dirección: C/ Guadiana, 38
Código Postal: 28224 **Localidad:** Pozuelo de Alarcón
Provincia: Madrid
Teléfono: 91 637 37 89 **Fax:** 91 637 77 62

ASOCIACIÓN DE INTERVENCIÓN TEMPRANA ANDALUZA
Dirección: C/ Manuel del Palacio n° 17.
Código Postal: 29017 **Localidad:** Málaga
Provincia: Málaga
Teléfono: 95 229 04 99 **Fax:** 95 220 02 55
Presidente: Jesús Pérez Ríos
Vicepresidente: Carmen de Linares von Schmiterlow
Sede social: Instituto Psicopedagógico Dulce Nombre de María

Asociación GAUTENA (Asociación Guipuzcoana de Afectados de
Autismo y otros Trastornos Generalizados del Desarrollo)
Dirección: C/ Francisco López Alen, 4 / Apartado de Correos: 1000
Código Postal: 20009 **Localidad:** San Sebastián
Provincia: Guipúzcoa
Teléfono: 943 215 344 / 249 **Fax:** 943 215 239
Correo electrónico: gautena@sarenet.es

Asociación NUEVO HORIZONTE
Dirección: Avda. Comunidad de Madrid, 43
Código Postal: 28230 **Localidad:** Las Rozas de Madrid
Provincia: MADRID
Teléfono: 91 637 74 55 **Fax:** 91 637 77 62
Correo electrónico: nh@aut.tsai.es
Página web: http://nh.aut.tsai.es

Asociación PAUTA
Dirección: C/ Patrocinio Gómez, 1 bis
Código Postal: 28022 **Localidad:** Madrid
Provincia: Madrid
Teléfono: 917 412 920 **Fax:** 913 204 788
Correo electrónico: pauta@iname.com
Página web: http://aut.tsai.es/pauta

CENTRE ESPECIAL D'AUTISTES CARRILET
Dirección: Campoamor, 5
Código Postal: 08031 **Localidad:** Barcelona
Provincia: Barcelona
Teléfono: 93 427 74 19 **Fax:** 93 427 72 94
Correo electrónico: jblecua@pie.xtec.es

Centro de Educación Especial Dr. Fernando Arce Gómez
Dirección: Avda. Fernando Arce, nº 18
Código Postal: 39300 **Localidad:** Torrelavega
Provincia: Cantabria
Teléfono: 942 881 112 **Fax:** 942 894 995
Correo electrónico: ceefarce@teleline.es

Centro LEO KANNER
Dirección: C/ Peña del Sol, 22
Código Postal: 28034 **Localidad:** Madrid
Provincia: Madrid
Teléfono: 91 734 81 95

Centro San Xerónimo Emiliani
Dirección: C/ José Antonio, 23
Código Postal: 36780 **Localidad:** A Guarda
Provincia: Pontevedra
Teléfono: 986 613 719 **Fax:** 986 613 719
Correo electrónico: emiliani@aguarda.com
Página web: http://www.aguarda.com/emiliani

Centro VALLESGUEVA. Asociación Vallisoletana de Protección Autista
Dirección: Camino del Olmos, s/n
Código Postal: 41170 **Localidad:** Renedo de Esgueva
Provincia: Valladolid
Teléfono: 983 508 322

CEPRI (Asociación para la investigación y el estudio de la deficiencia mental)
Dirección: Avda. de la Victoria, 63. El Plantío
Código Postal: 28023 **Localidad:** Madrid
Provincia: Madrid
Teléfono: 91 307 73 23 **Fax:** 91 372 88 11
Correo electrónico: cepri@inicia.es

Confederación Autismo España
Dirección: C/ Guadiana, 38
Código Postal: 28224 **Localidad:** Pozuelo de Alarcón
Provincia: Madrid
Teléfono: 91 351 54 20 **Fax:** 91 799 09 40
Correo electrónico: confederacion@autismoespana.com
Página web: http://www.autismoespana.com

E.E.E. GURU
Dirección: C/ Bisbe Català, 38
Código Postal: 08034 **Localidad:** Barcelona
Provincia: Barcelona
Teléfono: 93 203 78 82 **Fax:** 93 203 76 07
Correo electrónico: a8014140@centres.xtec.es
Página web: http://www.xtec.es/centres/a8014140

Equipo específico de Alteraciones graves del desarrollo
Dirección: C/ Cea Bermúdez, 26-3º planta
Código Postal: 28010 **Localidad:** Madrid
Provincia: Madrid
Teléfono: 91 554 77 37 / 91 554 22 42 **Fax:** 91 534 36 91
Correo electrónico: equipoes@centros6.pntic.mec.es
Página web: http://olmo.pntic.mec.es/mptuero

Federación APPS
Dirección: C/ Joan Güell 90-92
Código Postal: 08028 **Localidad:** Barcelona
Provincia: Barcelona
Teléfono: 93 490 16 88

Federación Andaluza de Asociaciones de Padres con Hijos Autistas
Autismo Andalucía
Dirección: C/ Obsidiana n.º 1. Torre Alfa (Urb. Santa Cristina)
Código Postal: 29006 **Localidad:** Málaga
Provincia: Málaga
Teléfono: 952 361 619 **Fax:** 952 336 950
Correo electrónico: autismoandalucia@latinmail.com
Página web: http://members.es.tripod.de/autismomalaga2

Fundació de Pares de Psicòtics i Autistes MAS CASADEVALL
Dirección: Mas Casadevall - Apartat de Correus 172
Código Postal: 17820 **Localidad:** Banyoles
Provincia: Gerona
Teléfono: 972 573 313
Correo electrónico: casadevall@mascasadevall.com
pe.mendozaj@ceesc.es
Página web: http://www.mascasadevall.com

FUNDACIÓN MENELA
Dirección: Marqués de Alcedo, 19
Código Postal: 36203 **Localidad:** Vigo
Provincia: Pontevedra
Teléfono: 986 423 433 / 986 484 074
Fax: 986 484 228 / 986 483 406
Correo electrónico: funmenela@nexo.es
Página web: http:\\www.fundacionmenela.jazztel.es (en preparación)

GASPAR HAUSER (Asociación de padres de niños autistas de Baleares)
Centro específico para niños autistas
Dirección: Josep de Villalonga, 7
Código Postal: 07015 **Localidad:** Palma
Provincia: Baleares
Teléfono: 971 45 22 36/38 **Fax:** 971 28 56 45
Correo electrónico: gaspar-hauser@interplanet.es
Página web: http://www.infoasis.es/gaspar/hauser.htm

BENESTAR SOCIAL
Información C.D.I.A.P (Centro de desarrollo infantil atención precoz).
Dirección: Plaza Pau Vila 1.
Código Postal: 08030 **Localidad:** Barcelona
Provincia: Barcelona
Teléfono: 900 300 500

SEREVI CÁTALA DE LA SALUT
Información de CSMIJ (Centre de Salut Mental Infanto-Juvenil)
Dirección: Travessera de les Corts 131-159. Edificio Olimpia.
Código Postal: 08028 **Localidad:** Barcelona
Provincia: Barcelona
Teléfono: 93 4038585

DEPARTAMENT D'ENSENYAMENT. DELEGACIÓ DE BARCELONA
Información de Centros de Día específicos de Autismo y Centros de Educación Especial en atención a autismo.
Dirección: Av/ Paral.lel 71-73
Código Postal: 08004 **Localidad:** Barcelona
Provincia: Barcelona
Teléfono: 93 441 02 62 / 93 443 95 00

DEPARTAMENT D'ENSENYAMENT. SERVICIOS CENTRALES
Información EAP
Dirección: Vía Augusta 202
Código Postal: 08021 **Localidad:** Barcelona
Provincia: Barcelona
Teléfono: 93 400 69 00

BENESTAR SOCIAL
Información: CDIAP (Centro de desarrollo infantil atención precoz)
Dirección: Plaza Pau Vila 1
Código Postal: 08030 Localidad: Barcelona
Provincia: Barcelona
Teléfono: 900 300 500

SERVEI CATALÀ DE LA SALUT
Información de CSMIJ (Centre de Salut Mental Infantil-Juvenil)
Dirección: Travessera de les Corts, 131-159. Edificio Olimpia
Código Postal: 08028 Localidad: Barcelona
Provincia: Barcelona
Teléfono: 93-1035355

DEPARTAMENT D'ENSENYAMENT, DELEGACIÓ DE BARCELONA
Información de Centros de Diagnósticos de Autismo y Centros de Educación Especial en atención a alumnos.
Dirección: Av. Paral.lel 71-73
Código Postal: 08004 Localidad: Barcelona
Provincia: Barcelona
Teléfono: 93 441 07 62 / 93 443 95 00

DEPARTAMENT D'ENSENYAMENT, SERVICIOS CENTRALES
Información EAP
Dirección: Via Augusta 202
Código Postal: 08021 Localidad: Barcelona
Provincia: Barcelona
Teléfono: 93 400 69 00